CRAFT
物質依存がある人の家族への臨床モジュール

Community Reinforcement and Family Training(CRAFT)

klinische procedures voor het trainen van familieleden van problematische alcohol- en/of druggebruikers

[著]H・G・ローゼン,
R・J・メイヤーズ,
J・E・スミス

[監修]松本俊彦, 境 泉洋
[監訳]佐藤彩有里, 山本 彩
[訳]白石英才

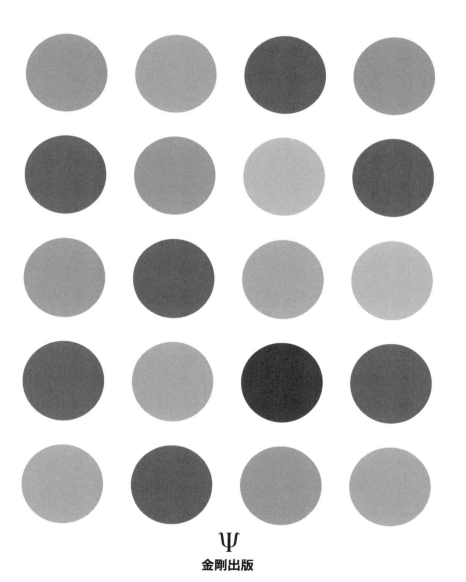

Ψ
金剛出版

本書の位置づけ

　CRAFTが開発されたアメリカでは，認定ワークショップ受講後に認定スーパーバイザーからスーパービジョンを受けやすい状況があり，認定セラピストが数多く育っています。一方その他の国では，CRAFTは未だ普及途上にあり，初学者や認定ワークショップ受講者が実際にセッションを進めるための具体的なイメージを持てずにいます。そうした状況を補うためにオランダで2015年に出版されたのが本書です。よって厳密に言えば，本書は認定セラピスト養成のためのものと言えます。

　ただし，もちろん読者は本書を参考にしながら自身の臨床にCRAFTを組み入れることができます。本書を読んで興味を持ち，さらに学んでみたいと思った方はぜひ認定ワークショップにご参加ください。受講者からも「本を読んだだけではわからなかったことが解消できた」「これまで我流でやってきたが，誤解していた箇所があった」などの感想が多く，CRAFTを用いた臨床に役立つと思います。

　さらにクライアントに対する介入効果や研究論文の質を上げたいと考えるのであれば，ぜひ認定ワークショップ受講後に認定セラピストを目指していただきたいと思います。認定制度はエビデンスのある介入プログラムであるCRAFTの質を保証するためのものです。臨床家や研究者として誠実であるために，ご自身の立場の表明（例：本を読んだだけ，認定トレーナーによるワークショップ受講歴あり，認定セラピストである，認定スーパーヴァイザーから定期的にスーパービジョンを受けながら実施している等）もしていただけると幸いです。もし判断に迷うことがあれば，認定制度を日本で実施している団体であるA/CRA/FT ASIAのホームページ（www.acraftasia.org）からお気軽にお問い合わせください。

監訳者一同

略語説明と注記

- IP：Identified Patient の略称で，「患者と見なされる人」と訳されます。治療につながっている，つながっていないにかかわらず，支援を必要としていると考えられる人のことを指します。
- CSO：Concerned Significant Others の略称で，「ある人に関係する重要な他者」「ある人の人生や幸福感に重要な影響を及ぼす他者」などと訳されます。本書では，IPのことで相談に来る人のことを指しており，具体的には，親，子ども，親戚，配偶者，パートナー，きょうだい，友人，同僚などが該当します。
- CRA：Community Reinforcement Approach の略称で，「コミュニティ強化アプローチ」と訳されます。CRAFTの基礎になっているもので，もともとは物質依存問題を抱える本人のための，オペラント条件づけ理論に基づく包括的な治療プログラムです。
- CRAFT：Community Reinforcement and Family Training の略称で，「コミュニティ強化と家族トレーニング」と訳されます。もともとは物質依存問題を抱える人の家族のためのプログラムです。
- ACRA：Adolescent Community Reinforcement Approach の略称で，「思春期コミュニティ強化アプローチ」と訳されます。CRAFTの後に開発された物質依存問題を抱える思春期の本人と養育者のためのプログラムです。CRA，CRAFT，ACRAは同じ哲学や考え方に基づいており，個々のモジュールも補い合いながら活用できるものが多いことが特徴です。ACRA，CRA，CRAFTの3つを総称してA/CRA/FTと呼んでいます。

- 本文中の囲み部分はセラピストの会話例です。
- 本文横に記載されているチェックリストは，各モジュールの重要なポイントです。CRAFT認定セラピストになる際の審査項目でもあります。
- 本書は臨床家向けの実用的なものであるため，「オペラント条件づけ」「タイムアウト」などの行動理論に基づく用語については詳しい解説を省きました。また，厳密には少々ニュアンスが異なる使い方も，わかりやすさを優先させて用いている箇所もあ

ります。

- CRA や CRAFT に関する訳本でこれまで「プロセス」「章」など と訳されていたものを，著者と確認の上，本書では「モジュー ル」と記載しています。セラピストは状況に応じて柔軟に各モ ジュールを使用することができ，また，必ずしも1回のセッショ ンで1つのモジュールを実施するわけでもないので，順番に行 うことをイメージしてしまいがちな「プロセス」や，1回1セッ ションをイメージしがちな「章」の言葉を避けたかったからで す。著者による「まえがき」にも記載がありますのでご参照く ださい。

日本語版序文
著者ローゼン教授からのメッセージ

　現在日本でも臨床的に利用可能になっているCRAFTは，家族を通じてアルコールや薬物などの物質使用障害の問題を抱えるクライアントを支援することを目的としたエビデンスに基づくアプローチです。この本は，日本のセラピストやカウンセラーが，今まさに援助を必要としている家族を支援できるよう，CRAFTをステップバイステップのマニュアルに沿って使用できることを目的に作成されました。このアプローチの特徴は，有名な行動主義者であるB. F. スキナー博士によって体系化されたオペラント条件づけの考えに基づく柔軟なモジュールメニューです。

　オペラント条件づけの観点から考えると，強化子を使用することで行動の変化を得ることができます。CRAFTは，メイヤーズ博士によって米国で最初に作成された一方向性の（unilateral）認知行動的介入です。CSOと創造的に協力してIPに代わって向社会的活動を方向づけ，試し，物質使用またはその他の望ましくない行動と拮抗させることに焦点を当てます。

　日本においてCRAFTは，自閉症スペクトラムやその他の発達障害のある人の親，ひきこもり状態の人の家族などの新しい対象にも活用されており，司法領域でも使用できる可能性があります。CRAFTはIPが向社会的活動に従事することができるよう，IPの報酬をより利用可能にするための新しいスキルをCSOに教えます。CRAFTは，IPだけでなく，CSO自身の生活の質についても焦点を当てており，そのためだけにモジュールを1つ設けています。

　日本の熱心で献身的なグループによって翻訳・編集されたこの本は，日本でのCRAFTの知識を高め，その実施を促進するために役立つと確信しています。特に佐藤彩有里さんと山本彩さんの2人に感謝の意を表したいと思います。このモデルが日本に導入されて以来，彼女たちは多くの人と共にCRAFTを日本中に広めることに専念してきました。2人の絶え間ない支援と前向きな考えがなければ，この本を翻訳することは事実上不可能だったでしょう。彼女たちはこの数年，CRAFTの信頼度の高さを保証するため

に，国際的に認定されたトレーナーによって提供される学際的な講演や会議，CRAFT認定ワークショップ，スーパービジョンなどの実施に尽力し，多くの日本の研究者やセラピストの学びを支援してきました。

　数年前にCRAFTを日本に初めて紹介したのは，開発者のメイヤーズ博士でした。彼の足跡をたどって，このイノベーションを日本語圏の人々に広めることができて嬉しく思います。過去数年間の日本への多くの幸せな訪問で，私は日本について少しずつ学びました。家族が本来もつ力に積極的に焦点を当て，調和，理解，思いやりを引き出すことにこの本が貢献できることを願っています。

Hendrik G. Roozen, Ph.D.
Research Associate Professor
The University of New Mexico（UNM）
Center on Alcoholism, Substance Abuse, and Addictions（CASAA）
University of New Mexico

キンバリー教授からのメッセージ

　25年にわたる依存領域での家族支援に関する研究を振り返ると，私の初期の研究はSisson & Azrin（1986）の1本の論文をベースにしていました[1]。当時，私はメイヤーズ氏を知らず，彼が開発したCRAFTという名前で呼ばれるトレーニング方法についても知りませんでした。私は1986年の論文に紹介されているトレーニング方法と行動分析に関する自らの知識を頼りに，このモジュールを用いて小規模な試験を実施しました[2]。驚いたことに，その結果はアルコール依存がある人の家族に対して行ったMiller, Meyers & Tonigan（1999）[3]の無作為化比較試験とほぼ同じでした。もちろんこれは追試の定義でもありますし，CRAFTのように明確に定義され，エビデンスに基づく治療の素晴らしさを表してもいます。それから何年も経ちましたが，今でも研究初期の成果が再現され続け，CRAFTが複数の文化と言語に広まり物質使用障害に苦しむ人を愛する人々の苦痛を軽減していることを知って，私は喜びを感じ続けています。

Kimberly C. Kirby, Ph.D., BCBA-D
Professor Department of Psychology Rowan University, Glassboro, NJ, USA
Director of Behavioral Treatments & Applications Research, Treatment Research Institute, Philadelphia, PA, USA

---

[1] Sisson, R.W., & Azrin, N.H. (1986). Family-member involvement to initiate and promote treatment of problem drinkers. Journal of Behavior Therapy and Experimental Psychiatry, 17, 15-21.

[2] Kirby, K.C., Marlowe, D.M., Festinger, D.S., Garvey, K.A., & LaMonaca, V. (1999). Community reinforcement training for family and significant others of drug abusers: A unilateral intervention to increase treatment entry of drug users. Drug and Alcohol Dependence, 56, 85-96.

[3] Miller, W.R., Meyers, R.J., & Tonigan, J.S. (1999). Engaging the unmotivated in treatment for alcohol problems: A comparison of three intervention strategies. Journal of Consulting and Clinical Psychology, 67, 688–697.

ミラー教授からのメッセージ

　CRAFTは必要に迫られる中で生まれました。私たちの依存症治療プログラムでは，治療につながることを拒んだIPの物質使用について深く懸念しているCSOから定期的に電話を受けていました。現場の臨床スタッフは「その人々に何を言えばいいのでしょうか？」と私たちに尋ねました。当時はそのような場合，「あなたの大切な人の変化したいというモチベーションが高まるまでは，できることが何もありません」と言うのが一般的でした。しばしば家族はアラノンに出席するように勧められ，そこでは，「家族は本人を変えることに対して無力であり，そえゆえ本人と離れる練習をし，自分たち自身のケアをするように」と言われました。ジョンソン研究所方式による「介入」もありました。これは一種のサプライズパーティのようなもので，飲酒または薬物を使用する本人が，家族，友人，専門家に囲まれながら懸念を示され，最終通告（「治療しなさい，さもなくば……」）が言い渡されるものです。その当時，家族が本人と親密な関係を維持しながら，しらふでいることをサポートし，物質使用を思いとどまらせ，治療を勧めることができる実践的なアプローチを家族が学ぶことについて，ほとんど誰も支援していませんでした。

　これこそが本書の共著者であるメイヤーズ氏によって開発されたCRAFTの目的です。ある意味で，それはアラノンとは真逆の概念でした。CRAFTは，家族に対し，「大切な本人に影響を与える力は無い」と言う代わりに，「家族は重要であり，大切な本人が正しい方向に進むのを助けるための影響力を持っている」と断言します。オペラント心理学とコミュニティ強化アプローチに基づいたCRAFTは，しつこく言ったり訴えかけたり強制したりすることなく，ポジティブな強化を強調します。CRAFTでは，「介入」では損なわれる可能性のある本人とのポジティブな関係を維持することに重点が置かれています。

　しかし，それでうまくいくでしょうか？　私たちはメイヤーズ氏と共同で，CSOをランダムにアラノン，ジョンソン研究所方式の「介入」，CRAFTの3つの治療方法にそれぞれ割り当てて臨床

試験を行いました[4]。家族は3つの条件すべてで支援の恩恵を受けましたが，IPが治療を受けるかどうかには大きな違いがありました。CRAFTでは，治療を受ける意志のないIPの約3分の2が3カ月以内に治療を受けましたが，ジョンソン研究所方式の「介入」ではその半数未満，アラノンでは全体の約10％でした。さらにCRAFTでは，治療開始前までにIPの飲酒量がすでに半分に減少していました。その後の研究では，CRAFTを使った家族からの働きかけにより，アルコール以外の薬物使用者に対しても同様の成功を収めました。

　幸い，これらの発見はオランダのローゼン氏の研究チームを含む世界中のいくつかの研究グループによって再現されています。CRAFTの結果は良好なため，実践することにやりがいを感じます。また，CRAFTは非常にポジティブなアプローチであり，動機づけ面接法のように支援と協働の精神に基づいて取り組まれる理想的な実践方法です。物質使用者の治療に対するモチベーションが高まるのを待つ必要はありません。CRAFTのモジュールは明確で実用的であり，CSO自身が大切な人を助けるために必要なことを何でもやろうという意欲に満ちています。CRAFTを提供することは非常にやりがいがあります。オランダ語でも利用できるようになったのでぜひ楽しんでください！

William R. Miller, Ph.D.
Emeritus Distinguished Professor of Psychology and Psychiatry
The University of New Mexico, NM, USA

---

[4] Miller, W.R., Meyers, R.J., & Tonigan, J.S. (1999). Engaging the unmotivated in treatment for alcohol problems: A comparison of three intervention strategies. Journal of Consulting and Clinical Psychology, 67, 688–697.

原著版まえがき

　疫学データによると，オランダでは問題のある物質使用が一般的であることを示しています（National Drug Monitor, 2014）。推計では，150万人以上が薬物／アルコールを問題ある方法で摂取しており，そのうち約65万人がこれらを乱用するか極度に依存しています（Wisselink et al., 2014）[5]。しかし，このうち支援を求めに来る人はほんの一部で，圧倒的多数は未治療のままです。物質乱用はしばしば，社会，健康，生活といった多面的な領域に影響を及ぼすため，治療や支援を受けていない層を放置しておくことは決して望ましいことではありません。

　さらに，IPの友人や家族は多くの場合，依存症が引き起こす悲惨な結果に苦しむことになります（Hussaarts et al., 2012）。したがって，問題ある薬物／アルコール摂取の抑制は，政策決定者にとって優先度の高い課題です。現在実践されている介入手法は早期発見や生活改善の促進といったIP本人への働きかけが中心ですが，最近の研究ではIPに近しい個人による働きかけが支援への道筋をつける上で極めて有効であることが示されています（Kirby et al., 1999; Miller et al., 1999）。アメリカで開発されたCRAFTの導入は，IP個人への働きかけにのみ頼る従来の方法論に一石を投じ，IPに支援を求める動機を与えてその後の治療にも重要な役割を果たすことができるCSOに焦点を当てています。

　CRAFTはアメリカの行動療法プログラムであるCRAから派生し，それを補完するものとして生まれました（Meyers et al., 2011）。これはスキナーのオペラント条件づけの原理に基づいています（例：Skinner, 1974）。それによると，アルコールや薬物の使用は，強化によって影響を受ける行動であり，環境との相互作用がこの行動の頻度を増加あるいは減少させるために重要です。注目すべきは行動と結果の間の因果関係です。オペラント条件づけでは，報酬を与えられる行動がより頻繁に見られるようになる一方で，逆に罰を与えられる行動は再発の機会が減少します（Skinner, 1938）。

---

[5] DSM-IV基準による。

CRAとCRAFTは薬物／アルコール使用を上回る報酬を与える新しいライフスタイルを提案することに注力し，CSOに独自の手法で集中的に働きかける点を特徴としています（Roozen et al., 2012）。最近行われたメタ分析によると，CRAFTはエビデンスに基づく効果的なプロトコルであることが実証されています（Roozen et al., 2010）。さらに，CRAFTは，SAMHSA（米国薬物乱用・精神衛生サービス局）のNREPP（National Registry of Evidence-based Programs and Practices）にも含まれています。

　CRAFTでは，CSOと呼ばれる，まだ治療に臨む心の準備ができていないIPと一緒に住むか，比較的多くの時間を共にする人に焦点を当てます。CRAFTは，依存の発生から支援を求めるまでの時間を短縮することを目的としています。本書はCRAFTの方法論を紹介し，オランダでの日々の臨床実践に活かせるようになっています。本書にはオランダ語による詳細なモジュールが記載されていますが，いつどのモジュールを使用するかは現場のセラピストが柔軟に判断してください。記載された方法論を適用し，IPとCSOに着実な行動変容をもたらすには，CSOへの最適なトレーニングとフィードバックが必要なのです。

　本書の構成とレイアウトは，CRAの臨床モジュールに関する書籍である『CRA 薬物・アルコール依存へのコミュニティ強化アプローチ』（Roozen, Meyers & Smith, 2012）と同じになっています。モジュールはアメリカのCRAFT書籍『CRAFT 依存症患者への治療動機づけ』（Smith & Meyers, 2004）とオランダ語に翻訳されたCRAFTのCSO向けの書籍『CRAFT 依存症家族のための対応ハンドブック』（Meyers & Wolfe, 2012）の各モジュールをさらに発展させたものであり，どちらも参考文献として不可欠です。チェックリストは，CRAFTコーディングマニュアル（Smith & Meyers, 2010）に基づいています。

　本書はCRAFTの各モジュールを実際に適用しやすいように体系的に示しており，家族との具体的なやりとりの例は囲みの中で表しています。これらのやりとりの例は一般的なものなので，実際に使用する際は状況に合わせて変更してください。ページの端にある重要なポイントをまとめたチェックリストは，モジュールのすべてが適切に実行されたかどうかを確認するためのものです。チェックリストにある囲みは，『CRAFT 依存症家族のための対応ハンドブック』（Meyers & Wolfe, 2012）の具体的な箇所や実践課題を示しています。CRAFTの各モジュールは章ごとにまとめてあ

ります。モジュールの構成は統一されており，セッションは常に前回出されたホームワークの評価から始まり，それが終わると，各モジュール内容が説明され，最後は1つ以上のホームワークの設定がされて終わります。ただしモジュール1だけは例外で，ここではCRAFTの臨床モジュールの全体像が示されています。

CRAFTの臨床モジュールはCSOとの個別のセッション向けに作成されていますが，若干の調整によりグループ形式にも適用できます（Manuel et al., 2012）。例えば，最初に個人作業としてフォームに記入した後にペアでディスカッションを行う，またはセラピストが参加者の1人とフォームを作成し，次にそれを見ていた他の参加者がそれぞれペアになって同じことをする，といったことも可能です。グループ形式で実施する場合のプライバシーの問題についてはモジュール1の添付資料を参照してください。

CRAFTの各モジュールは状況に応じて柔軟に使用でき，必ずしも1回のセッションで完結しなければならないわけではありません。つまり1回のセッション＝1モジュールではないのです。本書ではむしろ複数のモジュール間で行ったり来たりすることが想定されているので，各セッション，あるいはトレーニング期間中において柔軟に実施してください。また，あまり使用されないか，まったく使用されないモジュールがある一方で，頻繁に使用されるモジュールもあります。セラピストはCRAFTの哲学に忠実であることが求められますが，状況に応じて熟考と洞察の末，原則からの逸脱を余儀なくされることもあります。そうした場合でも治療行為（あるいはその指示）の責任の所在は当然のことながらセラピスト（あるいはその上司／管理監督者）にあります。本書は，CRAFTのトレーニングやスーパービジョン，施設内での業務指導，CRAFTセラピスト認定などの代用となるものではありません。これらすべての要素は，専門家としてCRAFTを最適に実践できるようになるために必要なものです。

本書は，CRAFTを臨床現場で用いるための簡潔な専門家向け書籍であり，CSOに良質なケアを提供するためのエビデンスに基づいています。各モジュールの最後には，関連するフォームが添付資料として収録されており，実際の臨床現場で使用できるようにダウンロードも可能です[6]。

本書の作成過程では，NPO法人 IrisZorgの方々から貴重なご助言をいただき，原稿の改訂を重ねました。同法人が臨床実践から得た貴重なフィードバックなしに本書は生まれなかったでしょう。

ご協力いただいた方々のお名前を以下にあげ，謝意を表したいと思います。

　Hans Aalders, Anneke Bast, Olivira Candido de Souza, Christine Breger, Anita Franssen, Farida Haddouch, Mariska Hutten, Anne Haggeman, Mary de Jong, Cara van der Oord, Servaas van Oosterhout, Naomi Ormskerk, Ivonne van Os, Frits Peters, Theo Ratering, Carola Reymer, Willemien Rietberg, Irene Ruiter, Cora Rutten, Rosa Schoen, Marianne Stoverink, Sylvia Stoverink, Hans Willemsen.

---

[6] www.communityreinforcement.nl/cra-japan/

目次

モ ジ ュ ー ル
01
顔合わせ，概要，ゴール _____ 1

モ ジ ュ ー ル
04
IPの物質使用による当然の結果の使用と 意図せずに行ってしまっている IPへのよくない手助けに気づき変化させる

モ ジ ュ ー ル
05
ポジティブな強化子の提供と差し控え _____ 53

モジュール 06
家庭での安全に注意を向ける

顔合わせ, 概要, ゴール

はじめに

　第1回のCRAFTセッションは，CSOとの顔合わせとプログラムの紹介から始まります。次に，トレーニングの概要を説明します。ここではCRAFTの理論とそれにより期待される効果の説明に加えて，CSOにとっての優先順位を整理することが重要です。これは，可能な限りCSOのゴールに近づけるためです。また，確認すべき重要なポイントとして，CSOがセッションに参加し，課題に取り組む際に支障になりそうなこと（例：トレーニングの時間帯，参加のための移動距離，ベビーシッターの手配など）が挙げられます。さらに，必要であればフォローアップセッションが可能かどうかなどを確認します。

参照

• Smith, J.E., & Meyers, R.J. (2004). Motivating Substance Abusers to Enter Treatment: Working with Family Members. New York: Guilford Press（1章，2章）.
• Meyers, R.J., & Wolfe, B.L. (2012). Een verslaving in huis: Zelfhulpboek voor naastbetrokkenen. Nederlandse bewerking door: P.J.G. Greeven, & H.G. Roozen. Houten: Bohn Stafleu van Loghum（4章，5章）.
• Roozen, H.G., Meyers, R.J., & Smith, J.E. (2013). Community Reinforcement Approach: Klinische procedures voor de behandeling van alcoholen drugverslaving. Houten: Bohn Stafleu van Loghum（プロセス1）.

モジュール1の取り組みとゴール

I　CRAFTの概要
　　a　顔合わせ，概要説明，ゴール設定
　　b　手順の説明
　　c　個人情報の保護と安全の確保
　　d　責任の所在
　　e　期待できる効果
　　f　トレーニングの期間と構成
　　g　強化子の特定
II　CSO優先順位シート
　　a　ツールの紹介
　　b　スコアについての話し合い
III　ホームワークとまとめ

添付資料

✼ 「（グループセッションにおける）プライバシーと契約」

✼ 「物質使用に対する一般的な反応」

✼ 「（初回）CSO優先順位シート」

I CRAFTの概要

a 顔合わせ，概要説明，ゴール設定

1　CSOを歓迎します。

2　お互いに自己紹介します。

　　注1▶ 個人情報をグループで共有する際は注意しましょう。添付資料「（グループセッションにおける）プライバシーと契約」を参照してください。

3　IPの物質使用によりもたらされるフラストレーションと問題について話し合います。

4　CSOが，CRAFTを実施することで享受したい重要な強化子を特定します。（例：IPの物質使用を改善する）

5　CSOが，IPの物質使用を改善したりやめさせたりするためにこれまで取り組んだことについて話し合います。その際，以下の項目について説明します。

　　• これまでの（失敗に終わった）取り組みと，CRAFTとの違いの多くは細部にあると伝えます。

　　• IPの物質使用を変えようとする試み自体が，相手と関わろうとすることの表れであることを強調します。

　　• CSOがしばしばネガティブなパターンに陥りやすく，IPの物質使用に変化を期待して同じような行動を何度も繰り返すものの，結果的に多くの場合，効果が見られないということを説明します。

6　上記に関連して，物質の使用を減らすために頻繁に表れる（感情的な）反応や，その有効性について話し合ってください。添付資料「物質使用に対する一般的な反応」を参照してください。

　　注2▶ オプションとして，添付資料「物質使用に対する一般的な反応」をCSOに記入してもらい，それについて話し合ってください。

▸ **チェックリスト（1-9）** ▸

• 伝えるべき情報の概要を伝えた。

• CSOに，IPの物質使用に関連する事柄や，フラストレーションや無力感などの感情を表現するための十分な機会を与えた。

• IPとの関係や関わりによりもたらされる強化子やポジティブな感情について話し合い，確認した。

• 強化子を支援／変化へのモチベーションに関連づけた。

• IPの物質使用をやめさせるためにこれまで試みたことについて話し合った（添付資料参照）。

• 問題解決に向けて，次の段階に進む心の準備ができているかどうかをCSOに尋ねた。

- CRAFTが掲げる3つの目的について説明した。

- CSOが取り組んだ方が良い2つの理論的根拠と、取り組み内容について説明した。

- 特定のCRAFTのモジュール（例：コミュニケーションや自分自身のソーシャルネットワークの改善など）を実践することで、ゴールを達成する方法についても説明した。

- CRAFTの原則について説明した。

7 CRAFTが設定する3つの目的を伝えます。

- IPを治療につなげること
- CSOの生活の質を向上させ、身体的・精神的苦痛を和らげること
- IPの物質使用を減らすこと

8 IPの物質使用に影響を与えるCSOの役割の理論的根拠と取り組みの概要を説明します。

- 理論的根拠
  - CSOはIPの物質使用の実態とそれに伴うIPの行動パターンを経験上よく知っている
  - CSOはIPと日常的に接しているため、IPの生活に影響を及ぼしやすい
- 取り組み
  - 従来と異なるIPへの接し方を可能とするスキルの習得
  - ホームワーク
  - QOL（生活の質）の向上
  - CSOの安全の確保
  - 治療中のIPへのサポート

9 CRAFTの2つの原則を説明します。

- 物質使用に関連しない向社会的行動の奨励
- 物質使用を促すあらゆる強化子を取り去り、IPの物質使用を減らすこと

　このトレーニングは、CRAFTと呼ばれています。CRAFTは、行動変容を促す2つの柱で成り立っています。

　1つ目の柱は、どうすればIPの物質使用行動を減らせるかを一緒に考えることです。例えば、境界設定、意図しない物質使用容認の停止、物質使用がもたらす当然の結果の役割などを考慮する必要があります。

　2つ目の柱は、どうすればIPの物質使用に関連しない向社会的行動を強化することができるかを一緒に考えることです。これは、物質使用の代替行動を励ますことによって行います。私たちは、あなたがIPと一緒に過ごせる新しく楽しいライフスタイルを開発し、さらにはIPがより健康で快適な生活を送ることを確実にするような活動を見つける支援をします。私たちは経験上、依存の問題を抱える人の多くが、そうした社会的で楽しい活動をあまり実践していないと知っています。そのため、このトレーニング中に、

〈IPの名前〉さんが大切にしていることや楽しんでいることが何なのかを知りたいと思います。

b 手順の説明

▶チェックリスト（⑩-⑫）▶

⑩ 近い将来に取り組むことが可能な，特定のモジュールに関する情報を提供してください。（例：コミュニケーションスキル，問題解決スキル，機能分析など）
CSOの状況を明確にし，CSO自身の強化子もこれらのモジュールの中に織りまぜてください。

- CSOの強化子を織りまぜてCRAFTのモジュール例を説明した。
- CSOの状況にモジュールを関連づけた。

> CRAFTはあなた自身の状況に焦点を当てており，実践的で，行動指向，ゴール指向です。CRAFTでは，あなたと〈IPの名前〉さんとのコミュニケーションについて扱い，トレーニングのゴールに向けて取り組むことを中心にしています。今日，どんなゴールにするか考えていきましょう。
>
> 私たちはあなたにとって重要なトレーニングのゴールにのみ取り組むつもりです。例えば，効果的なコミュニケーションや問題解決などの（新しい）スキルの開発を支援することができます。
> さらに，私たちはあなたのQOL（生活の質）を改善することを重視しています。そのため，〈IPの名前〉さんの物質使用の事実によらず，どうすればあなたの人生の満足度が上がるかについて話し合います。
>
> また，〈IPの名前〉さんを治療につなげるための最良の方法についても話し合うことができます。

注3▶ CRAFTのモジュールはCSOのスキルを向上させ，リラックスしたり不快感を軽減したりするのに役立つということを明確にしてください。

⑪ CRAFTのスキルトレーニングやロールプレイなどを通じて自らのスキルを向上させることで，CSOは状況に対して的確に対処する方法を学習することができると説明してください。CSOが潜在的に重要な強化子にアクセスできる可能性が高まり，結果として望むゴールを達成しやすくなることも併せて伝えます。

⑫ CSOの状況にモジュールを関連づけます。例えば，次のような説明をします。

◆参照
『CRAFT 依存症者家族のための対応ハンドブック』第1章「プログラム」（pp. 3-18）

- CRAFTのモジュールが使用される理由や意味，CSOの強化子との結びつきについて説明した。

- CRAFTのモジュールの例をCSOの状況に関連づけて説明した。

あなたはもう〈IPの名前〉さんと言い争ったりしたくないのですね。だとしたら，あなたと〈IPの名前〉さんとの関係を改善するためのポジティブなコミュニケーションスキルに取り組みましょう。トレーニング中に，何かを頼むためのスキルを具体的に練習し，自宅で応用することができます。

❚c❚ 個人情報の保護と安全の確保

⑬ CSOと連絡をとるために最も安全な方法を話し合います。（例：携帯電話，電子メール，家族を通してなど）

⑭ リスク要因になりそうな情報，例えば施設やセラピストの名前などを，連絡手段（例：手紙，電子メール，電話での会話など）の中で使ってもよいかを確認します。

⑮ CSOがCRAFTを受けていることをIPが知っているかどうか確認します。また，その状況になっている背景や，どのような条件だったらこのトレーニングのことをIPに打ち明けることができそうかについても尋ねてください。

⑯ CSOからの情報は守秘義務によって守られるということを伝えてください。（例：個人情報保護法など）

あなたに関する情報が，あなたの知らない間に外部に流出することはありません。

> **注4▶** 必要に応じて，添付資料「（グループセッションにおける）プライバシーと契約」を提示し，そこにある重要項目を確認して署名してもらってください。

❚d❚ 責任の所在

⑰ CSOの自主性を強調し，責任の所在がどこにあるかを明確にします。
- CSOはIPの物質使用に責任を負いません。
- CRAFTの目的はCSOの行動を変えることですが，IPの物質使用がCSOの責任だということを意味しているわけではありません。
- CSOは問題解決に貢献することができます。
- CSOが責任を負っていないということについてどのような考えや感情をもっていますか。

◀**チェックリスト（⑬-⑯）**▶
- CSOと連絡をとるために最も安全な方法を話し合った。
- トレーニングに関する守秘義務について説明した。

◀**チェックリスト（⑰）**▶
- CSOはIPの物質使用に責任を負わないことを伝えた。
- この点を強調するためにCSOに確認した。

　パートナーの物質使用をあなた自身のせいにしないでいただきたいと考えています。このCRAFTに取り組もうとしていること自体が，あなたが可能な限りの手段を講じて家庭での状況を改善し，悪化させないようにしているということなのです。

e　期待できる効果

▶ チェックリスト（⑱）

⑱　CRAFTは科学的に有効であるということが研究によって証明されていることを伝えてください。

- CRAFTは当初は治療を望まなかったIPの約3分の2を治療につなげています。
- CRAFTは物質使用を減らすのに役立ちます。
- CRAFTはIPとの関係改善に貢献します。
- CRAFTはCSOのQOL（生活の質）を高め，不満を減らします。
- CRAFTはさまざまなターゲット層（例：年齢，IPとの関係，生活環境，使用物質の種類）に対して機能します。

- CRAFTのエビデンスとポジティブな期待を伝えた。
- CRAFTは，さまざまなターゲット層に機能することを伝えた。

　CRAFTが誕生した米国ではCRAFTの有効性が科学的に証明されています。近年，オランダでもその効果が実証されはじめています。

f　トレーニングの期間と構成

▶ チェックリスト（⑲）

⑲　CRAFTの期間は比較的短く，終了時期が明確であることを説明してください。またトレーニングの構成，想定される期間やセッションの回数の根拠を説明してください。

- CRAFTの期間，頻度，強度の根拠について説明した。

g　強化子の特定

▶ チェックリスト（⑳）

⑳　CSOとIPにとっての強化子の重要性を強調します。

- IPの物質使用量の減少が影響を与えるCSOにとって価値のある側面を特定します。（例：IPが自宅にいない時に心配しなくてすむ）
- IPの物質使用の有無が影響を与えないCSOにとって価値のある側面を特定します。（例：英会話を勉強する）

- CSOとIPにとっての強化子が何なのかを特定し，リストアップした。

• CRAFTが貢献できるであろうIPにとって価値のある側面を特定します。（例：物質使用をしない友人とまた連絡を取り合える）

Ⅱ　CSO優先順位シート

a　ツールの紹介

21　添付資料「（初回）CSO優先順位シート」を提示し，理論的根拠を説明します。

22　添付資料「（初回）CSO優先順位シート」に記入してもらいます。

> CRAFTで達成したいゴールを教えてください。

b　スコアについての話し合い

23　CSOが，今の生活を変えるために考えているアイディアについて話し合います。

24　CRAFTを通してCSOが達成したいゴールについて話し合い，それに応じてセッションの計画と内容を調整します。

注5▶ グループセッションの場合，どのセッションがそのCSOにとって重要で，目的に合致するかについて話し合います。

Ⅲ　ホームワークとまとめ

25　ホームワークとして『CRAFT 依存症者家族のための対応ハンドブック』の1，4，5章を読み，実践課題10（p.62），実践課題11（p.68），および実践課題12（p.72）をやってきてもらいましょう。

26　次のセッションの予約をします。

注6▶ このモジュールに関する追加情報として『CRA 薬物・アルコール依存へのコミュニティ強化アプローチ』プロセス1も参照してください。

チェックリスト（21-22）▶

• CSO優先順位シートの理論的根拠について説明し，記入してもらった。
• CSOが取り組みたいと思っているゴールについて話し合い，CRAFTに関連づけた。

チェックリスト（23-24）▶

◆**参照**
『CRAFT 依存症者家族のための対応ハンドブック』第4章「目的地を決める」（pp.61-74）
• 実践課題10：よりよい生活（p.62）
• 実践課題11：目標（p.68）
• 実践課題12：すばらしきわが人生（p.72）

チェックリスト（25-26）▶

• ホームワークを設定した。

• ホームワークにとりかかるためのあらゆる行動を確認した。
• 次回のセッション日時を決めた。

[添付資料]（グループセッションにおける）プライバシーと契約

　CRAFTは，CSOをサポートするために開発されました。このプログラムへの参加の条件は，あなたが他人からの意見や指摘を受け入れることができることです。あなた自身の経験について皆と分かち合ってもらいますので，自分の行動を振り返る心の準備ができていることも望まれます。参加，ホームワーク，演習などへの積極的な取り組みも期待します。その他，以下の項目について留意してください。

1　相手の話を遮らずに注意深く聴き，相互に尊重してください。
2　自分が話したくないことを話す必要はありません。
3　フィードバックをする時は，直接的に，敬意のある態度で，相手に役立つ方法でやりとりしてください。
4　グループ内で話されたことは守秘義務の対象とし，お互いの個人情報を保護してください[7]。
5　誰かの発言に腹を立てたり，悲しくなったりした場合は，いつでも話してください。
6　話していることに圧倒されたと感じた時は，しばらく時間をおいて落ち着いてください。
7　セッションはお互いに合意した時間に始め，終えます。
8　セッション中は携帯電話の電源を切るかサイレントモードにしてください。

　私はCRAFTに関するこの情報を読みました。不明な点について質問をする機会があり，質問への回答は十分になされました。このプログラムへの私の参加は完全に自発的で，全ての参加者がグループ内での発言についてグループ外に持ち出してはいけないことを理解しています。プログラムの参加を決定するのに十分な時間が与えられました。私は，このグループのメンバーに個人情報保護に関する権利があることを理解しています。したがって，私は上記についての合意および守秘義務に同意することを宣言します。

参加者氏名：＿＿＿＿＿＿＿＿＿＿＿＿＿＿＿＿＿＿＿＿　日付：＿＿＿年＿＿月＿＿日

セラピスト：＿＿＿＿＿＿＿＿＿＿＿＿＿＿＿＿＿＿＿＿　日付：＿＿＿年＿＿月＿＿日

---

[7]　セラピストを含むグループへの参加者全員は，共有された情報は全て秘密の情報であると認識しなくてはなりません。誰かが「自分のこの情報は秘密ではありません」と言ったとしてもそれは変わりません。

[添付資料] 物質使用に対する一般的な反応

　これまで，あなたはCSOとして，IPの行動に対する不満を表明するため，時に，さまざまな感情的な行動をとってきたかもしれません。以下に，そうした場合にとりがちな反応の一部を示します。最も当てはまる数字を丸で囲んでください。

名前：＿＿＿＿＿＿＿＿＿＿＿＿　　　　　　　　日付：＿＿年＿＿月＿＿日

	まったく当てはまらない	少し当てはまる	時々当てはまる	多く当てはまる	非常に当てはまる
1. 物質使用がもたらすネガティブで無責任な結果についてIPと話し合う	1	2	3	4	5
2. 物質使用が判明した後，しばらくIPを完全に無視する	1	2	3	4	5
3. 物質使用の最中もしくは直後に不機嫌になる	1	2	3	4	5
4. 物質使用をやめるようIPに懇願する	1	2	3	4	5
5. 物質使用の最中もしくは直後にIPに不満や文句を言う	1	2	3	4	5
6. 物質が家の中にないか探し，見つけたら，流しやトイレに捨てる	1	2	3	4	5
7. 物質使用の最中もしくは直後に，専門家による支援を受けるよう促す	1	2	3	4	5
8. 怒り，叫ぶ	1	2	3	4	5
9. 家族や友人など，他人がいる前でIPをなじる	1	2	3	4	5
10. 警察に電話するか，これから電話するとIPを脅す	1	2	3	4	5
11. 自分自身も物質使用をし，IPに見せる	1	2	3	4	5

	まったく当て はまらない	少し 当てはまる	時々 当てはまる	多く 当てはまる	非常に 当てはまる
12. 物質使用の最中もしくは直後に，離婚する・IPを見棄てると脅す	1	2	3	4	5
13. 物質使用の最中もしくは直後に，あなた自身が自傷行為をすると脅す	1	2	3	4	5
14. 物質使用の最中もしくは直後に，IPの身体に危害を加える（つかむ，押す，叩くなど）	1	2	3	4	5
15. その他（　　　　　　　　）	1	2	3	4	5

出典：Scruggs, S.M., Meyers, R.J., & Kayo, R. Community Reinforcement and Family Training Support and prevention (CRAFT-SP). Handout 2b: Past reactions to drinking/drug use (p.29).

[添付資料]（初回）CSO優先順位シート

名前： _____

日付： ___ 年 ___ 月 ___ 日

　CRAFTに期待することの優先順位を教えてください。最も当てはまる数字を丸で囲んでください。

	まったく	少し	まあまあ	かなり	非常に
1. ストレスと不満の軽減	1	2	3	4	5
2. 自分の人生へのコントロールを（再度）取り戻す	1	2	3	4	5
3. IPが, 物質, ギャンブル, ゲームなどから解放されることを支援する	1	2	3	4	5
4. 攻撃や（家庭内）暴力のリスクの低減	1	2	3	4	5
5. IPに治療を受けさせる	1	2	3	4	5
6. 子どもをサポートする	1	2	3	4	5
7. IPの変化への気持ちを高める	1	2	3	4	5
8. 自分の趣味や活動への参加を増やす	1	2	3	4	5
9. 自分の社会生活や人間関係を取り戻す	1	2	3	4	5
10. 自分の自己肯定感を高める	1	2	3	4	5
11. 自分の気持ちを他者と共有する	1	2	3	4	5
12. その他（　　　　　　　　　）	1	2	3	4	5

CSOの
QOL（生活の質）を高める

はじめに

IPの依存状態はCSOにもネガティブな影響を及ぼします。それは，CSOがIPの物質使用を恥じたり，罪悪感を感じたり，不安やうつに苦しむことなどがよくあるためです。また，周囲から拒絶されたと感じたり，理解を得られないと感じたりすることもあります。さらにCSOは事故や事態のエスカレートを防がないといけないという懸念から，常に家にいてIPの行動を見張る必要があると感じているかもしれません。そういったことによってCSOは，家族，友人，知人からますます孤立するようになります。

このモジュールでは，CSO自身のソーシャルネットワークの向上と改善，および楽しい活動への参加といった観点から，CSOのセルフケアやQOLについて説明します。ソーシャルネットワークとは次のように説明できます。「人生に必要不可欠であり持続的な人と人との絆を維持するグループ」[8]。ソーシャルネットワークは相互の関係を通して人々のウェルビーイング（身体的，精神的，社会的に良好な状態）に貢献し，所属するという人々の基本的ニーズを満たします。また，アイデンティティと自己肯定感の発達に貢献し，さまざまな局面で力を発揮します[9]。CSOは自らのソーシャルネットワークを改善することで自信を高め，それによりコミュニケーションスタイルをより良くし，自身のQOLがIPにそれほど依存しないようにする可能性を高めることができます。ここで新しく学ぶコミュニケーションは，IPを治療につなげやすくするものでもあります。

参照

- Smith, J.E., & Meyers, R.J. (2004). Motivating Substance Abusers to Enter Treatment: Working with Family Members. New York: Guilford Press（8章）.
- Meyers, R.J., & Wolfe, B.L. (2012). Een verslaving in huis: Zelfhulpboek voor naastbetrokkenen. Nederlandse bewerking door P.J.G. Greeven, & H.G. Roozen. Houten: Bohn Stafleu van Loghum（4章・6章）.
- Roozen, H.G., Meyers, R.J., & Smith, J.E. (2013). Community Reinforcement Approach: Klinische procedures voor de behandeling van alcoholen drugsverslaving. Houten: Bohn Stafleu van Loghum（プロセス2・5・8）.

---

[8] Hendrix, H. (2001). Bouwen aan netwerken. Soest: Nelissen. H. p.35.
[9] Baars, H.M.J. (1994). Sociale netwerken van ambulante chronische psychiatrische patiënten.

モジュール２の取り組みとゴール

I　ホームワークの評価

II　満足度スケール：はじめにQOLを向上させる
  - **a** ツールの紹介
  - **b** 点数についての話し合い

III　オプション
  - **a** ソーシャルネットワーク
  - **b** 楽しい活動
  - **c** 向社会的行動の機能分析

IV　ホームワークとまとめ

V　トレーニングのゴール

添付資料

- ✄ 「満足度スケール」
- ✄ 「トレーニングのゴール（簡易版）」
- ✄ 「ソーシャルサークル」
- ✄ 「（CSOの）向社会的行動の機能分析」
- ✄ 「楽しい活動リスト（PAL：Pleasant Activities List）」

I　ホームワークの評価

1. CSOを歓迎します。
2. ホームワークの実施状況を確認します。
   - **注1▶**『CRA 薬物・アルコール依存へのコミュニティ強化アプローチ』プロセス2のI（p.26）を参照してください。

▶ **チェックリスト（1-2）** ▶

- 前回のホームワークについて確認した。
- ホームワークを実施してみてどうだったか確認した。
- ホームワークを実施した時に支障になったことについて幅広く話し合い，どうしたら解決できるかをCSOと話し合った。
- ホームワークから得たことや，トレーニングのゴールの達成にそれがどの程度貢献したかを尋ねた。
- ホームワークで扱ったゴールとCSOの強化子を関連づけた。

▶ **チェックリスト（③-④）** ▶

- CSOのQOL向上に関する理論的根拠について話し合った。

Ⅱ　満足度スケール：はじめにQOLを向上させる

a　ツールの紹介

③　CSOのQOLを向上させることの理論的根拠を説明します。

- CSOはしばしば孤立しており，心に傷を負っています。
- CSO自身の健康と生活に対する満足度の向上は，CRAFTの重要な部分です。
- CSO自身の気持ちが上向くと，IPへの支援も容易になります。
- CSOにとって重要な強化子や報酬をもたらすことで，感情的な不全感を減らすことができます。

> 満足度スケールの目的は，現時点であなた自身が生活にどれだけ満足しているかを把握することです。また，あなたのQOLを改善できるかどうかを知るためのものでもあります。
>
> あなたの生活を，例えば仕事や人間関係といったいくつかの分野に分類しています〈満足度スケールの各項目を参照〉。満足度スケールはいわば羅針盤として機能し，どの分野に注力すべきかを判断するのに役立ちます。満足度スケールを記入してみましょう。

④　添付資料「満足度スケール」をCSOに渡し，説明します。

> これらの項目に対するあなたの満足度について最もよく表す数字はどれでしょう？　記入してみましょう。

> **注2**▶『CRA 薬物・アルコール依存へのコミュニティ強化アプローチ』プロセス1を参照してください。

▶ **チェックリスト（⑤-⑦）** ▶

- 満足度スケールの記入が終わった時にCSOをエンパワーメントした。
- いくつかの項目について，点数の背景にある理由を尋ね，詳しく話し合った。
- いくつかの項目について，点数がより高くなる可能性を尋ね，詳しく話し合った。

b　点数についての話し合い

⑤　記入した満足度スケールの高い点数・低い点数のいくつかの項目について話し合います。CSOにその点数にした理由を説明してもらってください。その際，CSOに自分の言葉で話してもらうようにしましょう。

- その点数にした理由
- 何点にしたいか
- その領域がもっと高い点数になったとしたら，どのような状態になっているか。

> どうしてその点数にしたのか教えてもらえますか？
>
> この領域には，本当は何点をつけたいと思っていますか？
>
> その領域にもっと高い点数をつけられるとしたら，それはどのような状態になっている時でしょうか？

6　最初に取り組みたい領域はどれか尋ねます。

7　CSOが中程度の満足度をつけ（点数が4〜7の領域），かつCSOの強化子に関連している領域を選ぶよう助言してください。なぜなら，中程度の満足度であればそこから点数を上げることが容易であり，成果が期待できるからです。ただし，最終的にはCSO自身の判断に委ねてください。その領域に取り組んだ場合にセッションがどういったものになりそうかについてCSOに話してもらってください。

　　注3▶『CRA 薬物・アルコール依存へのコミュニティ強化アプローチ』プロセス1を参照してください。

Ⅲ　オプション

a　ソーシャルネットワーク

8　問題に対処する際に友人や家族に助けやサポートを求めたり，気晴らしの機会をもったりすることは効果的だということや，以前の交友関係を再構築したり信頼できる人を探すことは役立つということを説明してください。

9　添付資料「ソーシャルサークル」を使ってCSOのネットワークを表し，連絡頻度を増やす計画を立てます。

　　注4▶『CRA 薬物・アルコール依存へのコミュニティ強化アプローチ』プロセス5を参照してください。

10　CSOのソーシャルネットワークをどのように（再）構築できそうかCSOと話し合います。
- 信頼できる相手は誰？
- 誰にどんな支援を求める？
- 以前の交友関係を再構築する？
- 何かの協会や組織？
- ボランティア活動？
- その他，CSOがより社会に出て行くための方法？

- CSOが各領域について話すための時間を十分提供した。
- 最初は点数が比較的高い項目に焦点を当てた。
- 比較のために，さまざまな点数（高い・中程度・低い）の中からいくつかを取り上げた。
- 点数が中程度（4〜7）の領域のゴールは一定程度の努力を要しながらも達成可能であるため，取り上げると良い結果が得やすいことを説明した。

▶**チェックリスト（8-10）**▶

◆**参照**
『CRAFT 依存症者家族のための対応ハンドブック』第6章「楽しい時間をすごしましょう」（pp.87-96）
- 実践課題15：助けを求める（p.93）

- 『CRA 薬物・アルコール依存へのコミュニティ強化アプローチ』プロセス5（pp.59-68）

▶ チェックリスト（⑪-⑫）▶

◆ 参照
『CRAFT 依存症者家族のための対応ハンドブック』第6章「楽しい時間をすごしましょう」（pp.87-96）
• 実践課題14：私にとっての楽しい時間（p.91）

• 『CRA 薬物・アルコール依存へのコミュニティ強化アプローチ』プロセス8（pp.89-97）

b 楽しい活動

⑪ 楽しい活動を増やすことで，日常生活の満足度が高まることを説明します。楽しい活動はいくつかに分類できることを伝えます。例えば，以下の表を参考にしてそれぞれどんな楽しい活動があるかリストアップしてみましょう。

お金が必要／人が必要	お金が必要／人は不要
お金は不要／人が必要	お金は不要／人は不要

⑫ 楽しい活動の選択肢自体を増やすことで，CSOが楽しめる活動の数を増やすように促します。活動にはIPが関わっていてもいなくてもどちらでも結構です。

　　注5▶『CRA 薬物・アルコール依存へのコミュニティ強化アプローチ』プロセス8を参照してください。必要に応じて本モジュールの添付資料「楽しい活動リスト（PAL：Pleasant Activities List）」を使用してください。

▶ チェックリスト（⑬）▶

• この本のモジュール4のチェックリスト4〜12を参照。

c 向社会的行動の機能分析

⑬ 特定の期間に実施したCSOの向社会的行動（例えば，最近実施した1回限りの楽しい活動）や今後発展可能な活動のパターンを調べるために添付資料「（CSOの）向社会的行動の機能分析」に記入してもらってください。

　　注6▶ 必要に応じて『CRA 薬物・アルコール依存へのコミュニティ強化アプローチ』プロセス8 Ⅱ cの「体系的な励まし」（p.94）を活用します。

▶ チェックリスト（⑭-⑲）▶

• 添付資料「トレーニンのゴール」を紹介した。

Ⅳ ホームワークとまとめ

⑭ 添付資料「トレーニングのゴール」をCSOに渡し，以下のような理論的根拠を説明します。

15 II 6 7 でCSOが取り組みたいと言った領域を1つ，もしくは2つ選び，問題領域／ゴールに記入してもらいましょう。CRAFTでは，トレーニングのゴールと行動／戦略[10]は区別されます。ゴールとは，達成までに一定の期間（例えば1カ月）を要するものです。行動／戦略は，ゴールを達成するために毎週（または毎日）計画される段階的な小ゴールです。

16 トレーニングのゴールと行動／戦略を策定します。その際，次の3つの基本ルールに留意してください。

基本ルール：

- 簡潔に
- ポジティブな言葉で
- 具体的，かつ測定可能な行動である

17 上記の3つの基本ルールに加えて，トレーニングのゴールと行動／戦略は，次の基準を満たしている必要があります。

- 合理的／実現可能
- CSOが状況をコントロールできる
- CSOがすでに身につけているスキルに基づいている

18 上記ルールを適用して，少なくとも1つのトレーニングのゴールと行動／戦略を策定してもらいましょう。

19 添付資料「トレーニングのゴール」に，トレーニングのゴールと具体的な行動／戦略を記入してもらいます。その際，トレーニングのゴールと行動／戦略の設定に関するすべての基準を考慮してもらい，最後の列の時間枠も記入してもらってください。

V　トレーニングのゴール

20 ホームワークとして『CRAFT 依存症者家族のための対応ハンドブック』の4，6章を読み，第4章のクイズ（p.65），実践課題11（p.68），12（p.72）と，第6章の実践課題14（p.91）と実践課題15（p.93）をやってきてもらいましょう。

21 次のセッションの予約をします。

注7▶ このモジュールに関する追加情報として『CRA 薬物・アルコール依存へのコミュニティ強化アプローチ』プロセス1も参照してください。

[10]『CRA 薬物・アルコール依存へのコミュニティ強化アプローチ』の中では「介入」とも呼んでいます。

- トレーニングのゴールは，CSOの記入内容に基づいている。
- まずは短期的に達成できそうなゴールを選んだ。
- トレーニングのゴールは，3つの基本的なルールに則って書くように伝えた。
- トレーニングのゴールへの取り組みの支障となりそうなこと（実現可能性，コントロールやスキルの不足）について話し合い，必要に応じて取り除いた。

◆参照
『CRAFT 依存症者家族のための対応ハンドブック』第4章「目的地を決める」（pp.61-74）
- クイズ（p.65）
- 実践課題11：目標（p.68）
- 実践課題12：すばらしきわが人生（p.72）

- トレーニングのゴールと行動／戦略が共に，3つの基本的なルールを満たしていることを確認した。
- 行動／戦略の実施に際して支障となりそうなことについて話し合い，必要に応じて取り除いた。
- トレーニングのゴール，関連する行動／戦略，時間枠が「トレーニングのゴール」フォームに記入された。

チェックリスト（20-21）

- ホームワークは，CSOの強化子に関連づけられた。
- セッションの最後に，ホームワークは何だったかCSOに説明してもらい，確認した。
- ホームワークの実施がトレーニングのゴールにどう貢献するか期待を尋ねた。
- ホームワークにとりかかるためのあらゆる行動を確認した。
- 次回のセッション日時を決めた。

[添付資料] 満足度スケール

　自分の人生の各領域において，あなたがどれぐらい満足しているかを自分に尋ねてみてください。

　各領域について（1-10）に○をつけてください。数字は左に向かうにしたがって不満足を表しており，右に向かうにしたがって満足を表しています。言い換えれば，数字の尺度（1-10）に従って回答していくことで，あなたが今日どう感じているかがわかります。

　留意点：各領域について，昨日感じたことは除くように努め，今日感じていることに集中するようにしてください。

　また，あるカテゴリーが他のカテゴリーの結果に影響を与えないようにしてください。

名前：_____　　　　　日付：___年___月___日

	完全に不満足									完全に満足
1. 住宅	1	2	3	4	5	6	7	8	9	10
2. 家事	1	2	3	4	5	6	7	8	9	10
3. 仕事／教育	1	2	3	4	5	6	7	8	9	10
4. 金銭管理	1	2	3	4	5	6	7	8	9	10
5. 交友関係	1	2	3	4	5	6	7	8	9	10
6. 社会活動・レクリエーション	1	2	3	4	5	6	7	8	9	10
7. アルコール／薬物使用	1	2	3	4	5	6	7	8	9	10
8. 個人的な習慣	1	2	3	4	5	6	7	8	9	10
9. 家族	1	2	3	4	5	6	7	8	9	10
10. 気持ちの充足	1	2	3	4	5	6	7	8	9	10
11. コミュニケーション	1	2	3	4	5	6	7	8	9	10
12. 健康	1	2	3	4	5	6	7	8	9	10
任意項目：										
13. パートナーとの関係	1	2	3	4	5	6	7	8	9	10
14. 性生活	1	2	3	4	5	6	7	8	9	10
15. 子ども	1	2	3	4	5	6	7	8	9	10

	完全に不満足									完全に満足
16. 精神性／宗教	1	2	3	4	5	6	7	8	9	10
17. 警察／司法	1	2	3	4	5	6	7	8	9	10
18. (　　　　　　)	1	2	3	4	5	6	7	8	9	10
19. 全般的な満足	1	2	3	4	5	6	7	8	9	10

出典：Meyers, R., & Smith, J.E. (1995). Clincal Guide to Alcohol Treatment: The Community Reinforcement Approach. New York: The Guilford Press.

[添付資料] トレーニングのゴール（簡易版）

名前：＿＿＿＿＿＿＿＿＿＿＿＿＿　　　　　　日付：＿＿＿年＿＿月＿＿日

問題領域／ゴール	行動／戦略	時間枠
＿＿＿＿＿の領域でしたいこと：		
＿＿＿＿＿の領域でしたいこと：		
＿＿＿＿＿の領域でしたいこと：		

出典：Meyers, R.J., & Smith, J.E. (1995). Clinical Guide to Alcohol Treatment: The Community Reinforcement Approach. New York: The Guilford Press.

［添付資料］ソーシャルサークル

　このページには多数の円が描かれています。中心にある点はあなたです。

　あなたにとって重要だったり，親しい関係の人ほどあなた（点）の近くの円の中に，あなたにとってそれほど重要ではない人ほど外側の円の中に書き込みます。

　現在の社会的なネットワークの中で思い浮かぶ，できるだけ多くの人を書き込んでください。それぞれの人について，点と名前（イニシャルなどでも可）を書き込んでください。

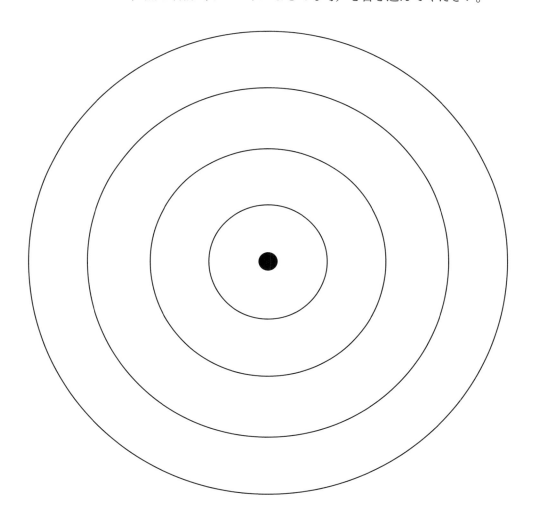

出典：Tracy, E.M., & Whittaker, J.K. (1990). The Social Network Map: Assessing social support in clinical social work practice. Families in Society, 71 (8), 461-470 の短縮版.

[添付資料] （CSOの）向社会的行動の機能分析

名前：＿＿＿＿＿＿＿

日付：＿＿＿　年＿＿＿月＿＿＿日

外的トリガー	内的トリガー	向社会的行動	短期的なネガティブな結果	長期的なポジティブな結果
1. 通常、その活動をする時、誰と一緒にいますか？	1. 通常、その活動をする直前に、どんなことを考えていますか？	1. 向社会的行動は何ですか？	1. 一緒に活動する（人）との間で好きではないことは何ですか？	1. 下記の項目について、活動のポジティブな結果は何ですか？ a) 対人関係： b) 身体： c) 感情： d) 法律： e) 仕事： f) お金： g) その他：
2. 通常、その活動をする時、どこにいますか？	2. 通常、その活動をする直前に、どんな身体的な感覚がありますか？	2. どれぐらいの頻度でそれに関わりますか？	2. 活動する（場所）について好きではないことは何ですか？	
3. 通常、その活動をするのはいつですか？	3. 通常、その活動をする直前に、どんな精神的感情がありますか？	3. 通常、どれぐらいの時間続けますか？	3. 活動する（時間）について好きではないことは何ですか？	
			4. 活動中の好ましくない（考え）は何ですか？	
			5. 活動中の好ましくない（身体的感覚）はどのようなものですか？	
			6. 活動中の好ましくない（感情）はどのようなものですか？	

出典：Meyers, R.J., & Smith, J.E. (1995). Clincal Guide to Alcohol Treatment: The Community Reinforcement Approach. New York: The Guilford Press.

[添付資料] 楽しい活動リスト（PAL：Pleasant Activities List）[11]

名前：＿＿＿＿＿＿＿＿＿＿＿＿＿　　　　　　　　　日付：＿＿＿年＿＿月＿＿日

回答にかかった時間：＿＿＿＿＿分

　このリストには多様な活動が記載されています。過去30日間にあなたがそれぞれの活動をした頻度と，どれぐらいそれを楽しんだかを評価してください。できる限り正確に記入してください。記入内容は個人情報として保護されます。

　例えば，以下の「1　TVを見る」について，もしあなたが過去30日間にTVを「適度」に見て，それを「少し」楽しんだのであれば，頻度は3，おもしろさは2に○をつけます。

　私たちは，ここに書かれたすべての活動をあなたが実施したとは思っていません。リストには，あなたが過去30日間に一度も実施しなかった，あるいはまったく実施したことがない活動もあるでしょう。

　例えば，以下の「2　ラジオを聴く」について，過去30日間にはまったく聴かなかったか，またはこれまでまったく聴いたことがなければ，頻度は1に○をつけます。もしこの活動に携われば「少し」おもしろいと感じただろうと想像するなら，おもしろさは2に○をつけます。

		頻度					おもしろさ				
		全く	少し	適度	とても	非常に	全く	少し	適度	とても	非常に
1	TVを見る	1	2	③	4	5	1	②	3	4	5
2	ラジオを聴く	①	2	3	4	5	1	②	3	4	5

　「ボードゲーム（モノポリー，オセロ，囲碁，将棋など）」のように，いくつかの具体的な活動が列記されている場合は，どのようなボードゲームについてでもよいので，それについて思い返して記入してください。

　正しい，または間違った回答はありません。長い時間をかけて考えず，すべての活動に回答してください。もしリストにない活動で過去30日間に実施したものがあれば，144以降の空欄に記載し，頻度とおもしろさを評価してください。

---

[11] 原著者と確認の上，日本の文化になじむように項目を追加して掲載。
出典：Roozen, H.G., Wiersema, H., Strietman, M., Feji, J.A., Lewinsohn, P.M., Meyers, R.J., Koks, M., & Vingerhoets, J.J. (2008) Development and psychometric evaluation of the pleasant activities list. The American Journal of Addicttions, 17(5), 422-435.

		頻度					おもしろさ				
		全く	少し	適度	とても	非常に	全く	少し	適度	とても	非常に
1	TVを見る	1	2	3	4	5	1	2	3	4	5
2	ラジオを聴く	1	2	3	4	5	1	2	3	4	5
3	音楽を聴く	1	2	3	4	5	1	2	3	4	5
4	寄付を集める，イベントを主催する，趣味としての委員の仕事（町内会，PTA，ボランティア，NPO活動等）	1	2	3	4	5	1	2	3	4	5
5	ボードゲーム（モノポリー，オセロ，囲碁，将棋等）	1	2	3	4	5	1	2	3	4	5
6	チャリティーの仕事　あるいはボランティアのセクターで働く	1	2	3	4	5	1	2	3	4	5
7	カードゲーム（トランプ，花札，かるた，百人一首等）	1	2	3	4	5	1	2	3	4	5
8	パズル	1	2	3	4	5	1	2	3	4	5
9	読書	1	2	3	4	5	1	2	3	4	5
10	新聞や雑誌の講読	1	2	3	4	5	1	2	3	4	5
11	歌うあるいは楽器の演奏	1	2	3	4	5	1	2	3	4	5
12	瞑想あるいはヨガ	1	2	3	4	5	1	2	3	4	5
13	スケッチあるいは絵画	1	2	3	4	5	1	2	3	4	5
14	陶芸，革製品，機織りなどの工芸	1	2	3	4	5	1	2	3	4	5
15	編み物，鍵編み，刺繍，針仕事	1	2	3	4	5	1	2	3	4	5
16	日記を書く	1	2	3	4	5	1	2	3	4	5
17	写真や動画の撮影	1	2	3	4	5	1	2	3	4	5
18	釣り	1	2	3	4	5	1	2	3	4	5
19	ガーデニング，植物の世話	1	2	3	4	5	1	2	3	4	5
20	ペットのトレーニングや世話	1	2	3	4	5	1	2	3	4	5
21	収集活動（切手，コイン等）	1	2	3	4	5	1	2	3	4	5
22	部屋や家の模様替え，修復	1	2	3	4	5	1	2	3	4	5
23	家の中，あるいは周りの雑用をする	1	2	3	4	5	1	2	3	4	5
24	重労働をする（薪割り，家具作り，家の建築等）	1	2	3	4	5	1	2	3	4	5
25	服の制作／修繕，ミシン仕事	1	2	3	4	5	1	2	3	4	5
26	職場で他の人と仕事を片付ける	1	2	3	4	5	1	2	3	4	5
27	職場で1人で仕事を片付ける	1	2	3	4	5	1	2	3	4	5
28	両親や家族を訪ねる	1	2	3	4	5	1	2	3	4	5

		頻度					おもしろさ				
		全く	少し	適度	とても	非常に	全く	少し	適度	とても	非常に
29	友人・知人を訪ねる	1	2	3	4	5	1	2	3	4	5
30	友人や家族と食事をする	1	2	3	4	5	1	2	3	4	5
31	パーティーを開く	1	2	3	4	5	1	2	3	4	5
32	友人・知人とお茶をする	1	2	3	4	5	1	2	3	4	5
33	家にゲストを招く	1	2	3	4	5	1	2	3	4	5
34	手紙やメールを書く	1	2	3	4	5	1	2	3	4	5
35	知らない人と話す	1	2	3	4	5	1	2	3	4	5
36	自分が経験したことを話す	1	2	3	4	5	1	2	3	4	5
37	自分の日々追求していること（仕事，学校，政治，趣味，公共活動等）について話す	1	2	3	4	5	1	2	3	4	5
38	（公式な）行事に参加する	1	2	3	4	5	1	2	3	4	5
39	友人・知人に電話をする	1	2	3	4	5	1	2	3	4	5
40	新しく出会った異性と会う	1	2	3	4	5	1	2	3	4	5
41	新しく出会った同性と会う	1	2	3	4	5	1	2	3	4	5
42	誰かに相談する	1	2	3	4	5	1	2	3	4	5
43	手助けやアドバイスを頼む	1	2	3	4	5	1	2	3	4	5
44	病気やトラブルに見舞われている人々を訪ねる	1	2	3	4	5	1	2	3	4	5
45	誰かにマッサージをする，マッサージや整体などを受ける	1	2	3	4	5	1	2	3	4	5
46	セックスをする	1	2	3	4	5	1	2	3	4	5
47	誰かを抱きしめる	1	2	3	4	5	1	2	3	4	5
48	誰かに言い寄る	1	2	3	4	5	1	2	3	4	5
49	デートする	1	2	3	4	5	1	2	3	4	5
50	キスする	1	2	3	4	5	1	2	3	4	5
51	コーヒーや紅茶を飲む	1	2	3	4	5	1	2	3	4	5
52	その人のことを考えているということを相手に伝える	1	2	3	4	5	1	2	3	4	5
53	魅力的な男性や女性を見る	1	2	3	4	5	1	2	3	4	5
54	シャワーやお風呂に入る	1	2	3	4	5	1	2	3	4	5
55	ソーダを飲む（レモネード，フルーツジュース等）	1	2	3	4	5	1	2	3	4	5
56	喫煙をする	1	2	3	4	5	1	2	3	4	5

		頻度					おもしろさ				
		全く	少し	適度	とても	非常に	全く	少し	適度	とても	非常に
57	日なたや日光浴用の椅子に座ったり寝そべったりする	1	2	3	4	5	1	2	3	4	5
58	ただ静かに座る	1	2	3	4	5	1	2	3	4	5
59	遅く寝る	1	2	3	4	5	1	2	3	4	5
60	昼寝をする	1	2	3	4	5	1	2	3	4	5
61	カフェの外やテラスに座る	1	2	3	4	5	1	2	3	4	5
62	床屋や美容院，ネイルサロン等に行く	1	2	3	4	5	1	2	3	4	5
63	コロン，香水，アフターシェーブローション等を使う	1	2	3	4	5	1	2	3	4	5
64	映画に行く	1	2	3	4	5	1	2	3	4	5
65	おしゃれをする（メイクアップをする・してもらう，ドレスアップする，ネイルをする等）	1	2	3	4	5	1	2	3	4	5
66	料理をする，新しいレシピを試す	1	2	3	4	5	1	2	3	4	5
67	パン，パイ，クッキーを焼く	1	2	3	4	5	1	2	3	4	5
68	スナック（つまみ）を作る	1	2	3	4	5	1	2	3	4	5
69	レストランに行く，外食する	1	2	3	4	5	1	2	3	4	5
70	バーやカフェに行く	1	2	3	4	5	1	2	3	4	5
71	コンサート，演劇，オペラ，バレエ等に行く	1	2	3	4	5	1	2	3	4	5
72	博覧会，カーニバル，サーカス，アミューズメントパーク，動物園，ロデオに行く	1	2	3	4	5	1	2	3	4	5
73	休暇を取る	1	2	3	4	5	1	2	3	4	5
74	パーティーや宴会等に行く	1	2	3	4	5	1	2	3	4	5
75	市場に行く	1	2	3	4	5	1	2	3	4	5
76	図書館に行く	1	2	3	4	5	1	2	3	4	5
77	オークションやガレージセールに行く	1	2	3	4	5	1	2	3	4	5
78	ショッピング	1	2	3	4	5	1	2	3	4	5
79	プールやサウナに行く	1	2	3	4	5	1	2	3	4	5
80	1人で何かを買いに行く	1	2	3	4	5	1	2	3	4	5
81	レクチャーや講演会に行く	1	2	3	4	5	1	2	3	4	5
82	美術館，展覧会，神社仏閣等に行く	1	2	3	4	5	1	2	3	4	5
83	誰かと何かを買いに行く	1	2	3	4	5	1	2	3	4	5

		頻度					おもしろさ				
		全く	少し	適度	とても	非常に	全く	少し	適度	とても	非常に
84	乗り物（車，電車，地下鉄，バス等）に乗る	1	2	3	4	5	1	2	3	4	5
85	グループで旅行に行く	1	2	3	4	5	1	2	3	4	5
86	ダンス，バレエ，運動，エアロビクス等をする	1	2	3	4	5	1	2	3	4	5
87	自転車に乗る，自転車に乗ってどこかに行く	1	2	3	4	5	1	2	3	4	5
88	散歩する	1	2	3	4	5	1	2	3	4	5
89	スポーツについて話す	1	2	3	4	5	1	2	3	4	5
90	家族と一緒にいる	1	2	3	4	5	1	2	3	4	5
91	組織的なスポーツ（クラブ，競技会等）	1	2	3	4	5	1	2	3	4	5
92	非組織的なスポーツ（卓球，サッカー，スキー，スケート，ボーリング等）	1	2	3	4	5	1	2	3	4	5
93	スポーツイベントに行く	1	2	3	4	5	1	2	3	4	5
94	占いをする，占いの本やページを読む	1	2	3	4	5	1	2	3	4	5
95	洞窟，滝，景勝地を訪ねる	1	2	3	4	5	1	2	3	4	5
96	小旅行や旅行（地図，旅行資料や旅行冊子を眺めることを含む）	1	2	3	4	5	1	2	3	4	5
97	天文学や自然研究などの科学的な趣味	1	2	3	4	5	1	2	3	4	5
98	何かを学ぶ（歴史，読書，読書クラブ，勉強会等）	1	2	3	4	5	1	2	3	4	5
99	隣人たちと何かをする	1	2	3	4	5	1	2	3	4	5
100	子どもや孫と何かをする	1	2	3	4	5	1	2	3	4	5
101	フィットネス，ウェイトリフティング等	1	2	3	4	5	1	2	3	4	5
102	コンピューター技術やコミュニケーションに取り組む	1	2	3	4	5	1	2	3	4	5
103	映画，ビデオ，DVD を見る	1	2	3	4	5	1	2	3	4	5
104	TV でスポーツイベントを見る	1	2	3	4	5	1	2	3	4	5
105	ビリヤードをする	1	2	3	4	5	1	2	3	4	5
106	木工	1	2	3	4	5	1	2	3	4	5
107	自動車技術（例：修理，車の組み立て，チューニング）	1	2	3	4	5	1	2	3	4	5
108	水球	1	2	3	4	5	1	2	3	4	5
109	操縦，滑空	1	2	3	4	5	1	2	3	4	5

		頻度					おもしろさ				
		全く	少し	適度	とても	非常に	全く	少し	適度	とても	非常に
110	外国語会話を学ぶ	1	2	3	4	5	1	2	3	4	5
111	外国に旅行に行く	1	2	3	4	5	1	2	3	4	5
112	スキー／スノーボード	1	2	3	4	5	1	2	3	4	5
113	インターネット（ネットサーフィン，ダウンロード）	1	2	3	4	5	1	2	3	4	5
114	SNS，インターネット	1	2	3	4	5	1	2	3	4	5
115	動画編集，投稿	1	2	3	4	5	1	2	3	4	5
116	バイクに乗る	1	2	3	4	5	1	2	3	4	5
117	車やトラックのレーシング	1	2	3	4	5	1	2	3	4	5
118	バンジージャンプ・スカイダイビング	1	2	3	4	5	1	2	3	4	5
119	コンピューターゲーム	1	2	3	4	5	1	2	3	4	5
120	ステージでの演奏（バンド，ダンス，お笑い，演劇等）	1	2	3	4	5	1	2	3	4	5
121	ボート（カヌー，ラフティング，セーリング，双胴船）	1	2	3	4	5	1	2	3	4	5
122	球技（サッカー，バスケットボール，バレー，ハンドボール，ラグビー，アメリカンフットボール，野球，ソフトボール等）	1	2	3	4	5	1	2	3	4	5
123	テニス	1	2	3	4	5	1	2	3	4	5
124	アクアリウム（魚や水生植物の育成）	1	2	3	4	5	1	2	3	4	5
125	動物の飼育	1	2	3	4	5	1	2	3	4	5
126	四輪駆動車，四輪バイク，クロスカントリーオートバイ，SUV等	1	2	3	4	5	1	2	3	4	5
127	集団イベントへの参加（ダンスパーティー，クラブ，お祭り等）	1	2	3	4	5	1	2	3	4	5
128	水中スポーツ（水中スキー，ジェットスキー，（カイト）サーフィン，スキューバダイビング等）	1	2	3	4	5	1	2	3	4	5
129	スケートボード	1	2	3	4	5	1	2	3	4	5
130	（アイス）ホッケーをする	1	2	3	4	5	1	2	3	4	5
131	ゴルフをする	1	2	3	4	5	1	2	3	4	5
132	書いたり（小説，エッセイ，詩，俳句，短歌等）話したりする	1	2	3	4	5	1	2	3	4	5
133	アイススケート，ローラーブレード	1	2	3	4	5	1	2	3	4	5

		頻度					おもしろさ				
		全く	少し	適度	とても	非常に	全く	少し	適度	とても	非常に
134	格闘技	1	2	3	4	5	1	2	3	4	5
135	ジョギング	1	2	3	4	5	1	2	3	4	5
136	商取引や販売	1	2	3	4	5	1	2	3	4	5
137	ハイキング，キャンピング，ピクニック，登山，探検等	1	2	3	4	5	1	2	3	4	5
138	健康増進（歯の治療，新しい眼鏡の購入，食生活の改善等）	1	2	3	4	5	1	2	3	4	5
139	乗馬	1	2	3	4	5	1	2	3	4	5
140	車の運転	1	2	3	4	5	1	2	3	4	5
141	四季折々の行事（クリスマス，大晦日，正月，お盆，誕生日等）に参加する	1	2	3	4	5	1	2	3	4	5
142	家計簿をつける，スケジュール帳に記入する	1	2	3	4	5	1	2	3	4	5
143	温泉に入る	1	2	3	4	5	1	2	3	4	5
144		1	2	3	4	5	1	2	3	4	5
145		1	2	3	4	5	1	2	3	4	5
146		1	2	3	4	5	1	2	3	4	5

モジュール
03

コミュニケーションと
問題解決

はじめに

このモジュールでは，IPとのコミュニケーションを改善するためのスキルに取り組みます。ポジティブで建設的なコミュニケーションにより，ゴール達成の可能性を高めるためです。コミュニケーションの仕方が良ければ，話し手の意図はそのとおりに相手に伝わり，共感も得やすくなります。コミュニケーションスキルを高めることは問題や対立を解決する能力を高め，お互いの理解を深めることにつながります。ここで取り組むもう1つのスキルは問題解決スキルです。家族や親戚とのいさかい，IPへの接し方，引き受ける（引き受けなくてはならない）IPへの責任などの問題はよく起きがちです。このスキル[12]を効果的に練習することによって，CSOはより良い問題解決ができるようになります。また，設定したより良い戦略をホームワークとして実践し，次のセッションでその結果を評価します。

参照

- Smith, J.E., & Meyers, R.J. (2004). Motivating Substance Abusers to Enter Treatment: Working with Family Members. New York: Guilford Press（5章・7章）。
- Meyers, R.J., & Wolfe, B.L. (2012). Een verslaving in huis: Zelfhulpboek voor naastbetrokkenen. Nederlandse bewerking door P.J.G. Greeven, & H.G. Roozen. Houten: Bohn Stafleu van Loghum（8章・9章）。
- Roozen, H.G., Meyers, R.J., & Smith, J.E. (2013). Community Reinforcement Approach: Klinische procedures voor de behandeling van alcoholen drugverslaving. Houten: Bohn Stafleu van Loghum（プロセス3・4）。

モジュール3の取り組みとゴール

Ⅰ　ホームワークの評価
Ⅱ　コミュニケーションスキル
 a　導入
 b　デモンストレーション
 c　ロールプレイ
 d　リバースロールプレイ

---

[12] D'Zurilla, T.J., & Goldfried, M.R. (1971). Problem solving and behavior modification. Journal of Abnormal Psychology 78 (1), 107-26.

Ⅲ　問題解決スキル

   a　導入

   b　エクササイズ

Ⅳ　ホームワークとまとめ

添付資料

✖「ポジティブなコミュニケーションの7要素」

✖「問題解決ワークシート」

Ⅰ　ホームワークの評価

① CSOを歓迎します。

② ホームワーク（添付資料「トレーニングのゴール」（モジュール2））の実施状況を確認します。

③ 添付資料「満足度スケール」（モジュール2）をつけてもらい（あるいはアップデートしてもらい），進捗を確認して，現時点での満足度を確定します。

   注1▶『CRA 薬物・アルコール依存へのコミュニティ強化アプローチ』プロセス2のⅠ（p.26）を参照してください。

Ⅱ　コミュニケーションスキル

a 導入

④ コミュニケーションスキルについての理論的根拠を説明します。

> コミュニケーションスキルを使用することにより，目的を達成しやすくなります。
> ポジティブなコミュニケーションスタイルは多くの場合，相手からポジティブな反応を引き出します。

⑤ CSOの状況に基づき，ポジティブなコミュニケーションが役立つ可能性のある具体例を挙げます。

▶**チェックリスト（①-③）**

- 前回のホームワークについて確認した。
- ホームワークを実施してみてどうだったか確認した。
- ホームワークを実施した時に支障になったことについて幅広く話し合い，どうしたら解決できるかをCSOと話し合った。
- ホームワークから得たことや，トレーニングのゴールの達成にそれがどの程度貢献したかを尋ねた。
- 策定したトレーニングのゴールとCSOの強化子を関連づけた。

▶**チェックリスト（④-⑨）**

◆参照
『CRAFT 依存症者家族のための対応ハンドブック』第9章「コミュニケーション」（pp.121-128）
- 実践課題17：過去のけんか（p.126）
- 実践課題18：PIUSの計画（p.127）

- ポジティブなコミュニケーションにより，目的

- を達成しやすくなったり，相手からポジティブな反応を引き出しやすくなったりすることを話した。
- CSOの状況に基づき，ポジティブなコミュニケーションが役立つ可能性のある具体例を挙げた。
- 現在のコミュニケーションスタイルについて尋ねて事例を挙げてもらい，CSOをエンパワーメントした。
- CSOの強化子とポジティブなコミュニケーションを関連づけた。
- コミュニケーション・会話の悪い例と良い例を挙げた。
- ポジティブなコミュニケーションの7要素のすべてを説明し，詳細に話し合った。
- すべての要素を1つ1つ丁寧に説明した。
- CSOの置かれた状況にいくつかの要素を関連づけて説明し，それらがどのように役立つかを説明した。
- CSOの置かれた特定の状況に即した，関連する事例を用いて説明した。
- CSO自身にも例を考えてみるように促した。
- 例を考え出そうとするCSOのすべての努力をエンパワーメントした。

▶ **チェックリスト（⑩-⑫）** ▶

- どのようなメッセージや依頼を誰に宛てて作成するのかを決めた。
- デモンストレーションは対話の中で双方向的に行われた。
- 効果的で説得力のあるコミュニケーションにするために，できるだけ多くの要素を加えた。

⑥　CSOに，現在のコミュニケーションスタイルを示してもらいましょう。

⑦　効果的なコミュニケーションのための重要な要素が7つあることを添付資料「ポジティブなコミュニケーションの7要素」を示しながら説明します。最初の3つはメッセージを伝えたり依頼したりする際に重要であり，前のモジュールで見たトレーニングのゴール設定と同じです。

- 簡潔に
- ポジティブな言葉で（「何をしない」ではなく「何をする」）
- 具体的，かつ測定可能な行動である

⑧　これらの3つの要素によって，メッセージや依頼の内容が明確になります。さらに，以下の4つの要素を追加することで，相手が依頼に応じる可能性はさらに高まるということを説明します。

- 自分の感情にラベルをつける（例「私は〜と感じる」）
- 思いやりのある言い方をする（例「忙しかったのはわかっているよ」）
- 部分的な責任を受け入れる（例「もっと早く伝えなかったのが悪いと思うんだけど」
- 手助けを申し出る（例「〜したいと思う」）

⑨　7つの要素すべてについて話し合い，4つの追加要素のうち少なくとも1つか2つをCSOの状況に関連づけ，例として使用します。

注2 ▶ このモジュールに関する追加情報については『CRA 薬物・アルコール依存へのコミュニティ強化アプローチ』プロセス3も参照してください。

b　デモンストレーション

⑩　まずは簡単な状況を取り上げます。CSOの状況に合ったメッセージや依頼の例を挙げて示してください。

⑪　ポジティブなコミュニケーションを構成している要素について具体的に説明してください。

注3 ▶ 効果的なコミュニケーションのために，7つの要素のすべてが必要なわけではありません。CSOと依頼相手に即した要素を選んでください。依頼が受け入れられる時に，どの要素が重要であるかについてCSOはよく

わかっているはずです。

12 設定された状況をもとに，セラピストが最初にCSOの役になり，効果的なコミュニケーションをデモンストレーションします。

C ロールプレイ

13 ロールプレイを始めます。毎回短い時間（2分間未満）で少しずつ何度も練習することが理想的です。CSOに自分自身の役を演じてもらいましょう。セラピストによって示された効果的なコミュケーションの例をお手本にして，CSOにセラピスト（IP役）と練習してもらってください。

14 ロールプレイを行うごとにCSOが発言できる機会を設け，コミュニケーションの内容と使用した各要素について尋ね，セラピストからもフィードバックします。可能な場合は要素を追加して，より良いコミュニケーション内容にしてもらってください。

15 このロールプレイを繰り返します。CSOのすべての試みと上達をエンパワーメントします。

d リバースロールプレイ

16 数回ロールプレイした後，役を代わります。

17 これを繰り返し，CSOのすべての試みと上達をエンパワーメントします。IPから返ってくる可能性のあるさまざまな反応に備えてもらいましょう。

18 また，会話が行われる環境（場所・時間・状況）についても話し合います。

話し合う時の状況がより良くなるように，支障になりそうものは取り除きます。

- 練習のたびにフィードバックを繰り返し，コミュニケーションのどこが良くてどこが不十分だったかをCSOに尋ねた。
- コミュニケーションの内容を最適化した。
- CSOの努力をエンパワーメントした。

▶ **チェックリスト（13-15）** ▶

- 特定の状況について実践したロールプレイについてCSOをエンパワーメントした。
- それぞれのロールプレイは簡潔に実施され，必要に応じて練習のために個々の要素に分解された。
- 練習は対話の中で双方向的に行われた。
- フィードバックはサンドイッチ形式で行われた。つまり，まずポジティブなコメント，次に改善の提案，そして再びポジティブなコメントという形で構成されていた。
- フィードバックの中では，どのコミュケーションの要素を使ったか述べることができた。
- 練習は繰り返し行われ，それによってCSOはさまざまな応答スタイルで練習することができた。

▶ **チェックリスト（16-18）** ▶

- リバースロールプレイを実施した。
- CSOは使われた要素の名称を特定することができた。セラピストはそれを手伝った。
- 各ロールプレイは短時間で行われた。
- CSOに，他者（IP）の視点に立った反応をしてもらった。

- この観点が，将来両者の対話にどのようなポジティブな影響を与えそうかについてCSOに尋ねた。
- 練習は対話の中で双方向的に行われた。
- 依頼が行われる状況を特定し，支障になりそうなことを取り除いた。

チェックリスト（⑲-㉒）

◆参照
『CRAFT 依存症者家族のための対応ハンドブック』第8章「問題解決」（pp. 113-119）

- 理論的根拠を説明した。
- 「問題解決ワークシート」を渡し，説明した。
- ステップA〜DについてCSOと話し合った。
- ステップAで，分解した問題をポジティブな文章にし，扱いやすくした。それによってステップB〜Dのプロセスに進みやすくした。
- 問題を明確にするために必要に応じて質問し，可能な限り詳細な情報を確認した。また，情報が足りない／不完全な場合はさらに質問した。

チェックリスト（㉓-㉖）

- 練習ではすべてのステップA〜ステップCを実施した。
- ブレインストーミング中に，できるだけ多くの解決策を挙げた。
- CSOに，望ましくない解決策を削除してもらうか，望ましい解決策を選んでもらった。

Ⅲ　問題解決スキル

a　導入

⑲　このトレーニングについての理論的根拠を説明します。

> 問題解決スキルは，比較的大きな問題を，より扱いやすくするためにいくつかの小さなステップに変換するためのスキルです。このトレーニングは，問題解決の支障になりそうなことを事前に予測し，回避するために役立ちます。

⑳　CSOに添付資料「問題解決ワークシート」を渡し，ステップA〜Dを説明します。

㉑　理論的根拠や関連するステップについてCSOが理解しているかどうかを確認します。

㉒　CSOと一緒に，現在最も気になっている問題を特定します。その問題をいくつかの小さな問題に分解し，扱いやすくします。その小さな問題の中からどれを優先して選ぶかを話し合い，選んだ問題を肯定文で記述します。

b　エクササイズ

㉓　効果的かつ適切に問題を扱うために，いくつかのステップに従って進めます。

　　CSOと一緒に添付資料「問題解決ワークシート」のステップA〜ステップCを実施します。ステップDは，次のセッションで行う評価のステップです。

㉔　ワークシートに沿って行い，できるだけ多くの解決策をCSOと一緒に考えてみましょう（ブレインストーミング）。

㉕　CSOにステップA，B，Cを復唱してもらい，選択した解決策

についてステップごとに確認してもらいます。

26 合理的な解決策を選び，支障となりそうなことについて話し合います。必要に応じてバックアッププラン（何か不都合が生じた時，それに対処するための代わりの方法や手段）を作成します。

注4 ▶ 解決策としては，ゴール設定の要件（簡潔に，ポジティブな言葉で，具体的，かつ測定可能な行動）を満たし，CSOが次のセッションまでに実行可能と思われるものを選択してもらいます（例えば1週間でできること）。

注5 ▶ このモジュールに関する追加情報については『CRA 薬物・アルコール依存へのコミュニティ強化アプローチ』プロセス4も参照してください。

IV ホームワークとまとめ

27 ホームワークの準備として，注4のゴール設定のルールを適用して，少なくとも1つのトレーニングのゴールと行動／戦略を策定してもらいましょう。

28 添付資料「トレーニングのゴール」（モジュール2）に，トレーニングのゴールと具体的な行動／戦略を記入してもらいます。その際，トレーニングのゴールと行動／戦略の設定に関するすべての基準を考慮してもらい，最後の列の時間枠も記入してもらってください。

29 ホームワークとして『CRAFT 依存症者家族のための対応ハンドブック』の8，9章を読み，ステップ1〜5（pp.114-118）と実践課題17（p.126）と実践課題18（p.127）をやってきてもらいましょう。

30 次のセッションの予約をします。

注6 ▶ このモジュールに関する追加情報として『CRA 薬物・アルコール依存へのコミュニティ強化アプローチ』プロセス1も参照してください。

- 少なくとも1つの合理的な解決策を選んだ。
- CSOは，この解決策がステップに沿ったものになっているかを再度チェックした。
- 支障になりそうなことすべてについて話し合った。
- 支障になりそうなことが克服困難と想定される場合には，問題を簡潔にしたり修正したりしてから，最初から問題解決のステップを再び行った。
- 必要に応じて解決策の1つをバックアッププランとして導入した。

▶ チェックリスト（27〜30）▶

- トレーニングのゴールと行動／戦略が共に，3つの基本的なルール（簡潔に，ポジティブな言葉で，具体的）の基準を満たしていることを確認した。
- 行動／戦略の実施に際して支障となりそうなこと（実現可能性，コントロールやスキルの不足）について話し合い，必要に応じて取り除いた。
- トレーニングのゴール，関連する行動／戦略，時間枠が添付資料「トレーニングのゴール」に記入された。
- ホームワークは，CSOの強化子に関連づけられた。
- セッションの最後に，ホームワークは何だったかCSOに説明してもらい，確認した。
- ホームワークの実施がトレーニングのゴールにどう貢献するか期待を尋ねた。
- ホームワークにとりかかるためのあらゆる行動を確認した。
- 次回のセッション日時を決めた。

[添付資料] ポジティブなコミュニケーションの7要素

1 簡潔に

2 ポジティブな言葉で

3 具体的，かつ測定可能な行動である

4 自分の感情にラベルをつける

5 思いやりのある言い方をする

6 部分的な責任を受け入れる

7 手助けを申し出る

［添付資料］問題解決ワークシート

　「問題解決スキル」[13]を用いることで，解決策を見つけるために体系的に問題に取り組むことができます。以下がそのための各ステップです。

A.　問題を定義する（問題を1つだけ，ポジティブに，そしてできるだけ具体的に記述してください）

B.　思いつく限りの解決策をできるだけ多くブレインストーミングする

C.　選択し，支障を取り除く
　　（1）望ましくない解決策を削除する（「望ましくない解決策に線を引いて消しましょう」）
　　（2）解決策の候補を1つだけ選ぶ（「どれなら来週までにできそうでしょうか？　○で囲んでみましょう」）
　　（3）支障となりそうなことのリストを作成する（「どのようなことが解決策の実行の妨げになりそうですか？　書き出してみましょう」）

　　（4）それらの支障を取り除く（「支障となりそうなことを取り除いたり回避したりすることはできないでしょうか？　そのための戦略を書いてみましょう。それでもうまくいかない時は別の解決策を選び，最初のステップからやり直してみましょう」）

　　（5）選んだ解決策を次週までのホームワークにし，実行方法について説明する

D.　結果を評価し，必要であれば解決策を調整して再度ホームワークとして設定する

---

[13] D'Zurilla, T.J., & Goldfried, M.R. (1971). Problem solving and behavior modification. Journal of Abnormal Psychology 78 (1), 107-126.

IPの物質使用による当然の結果の使用と
意図せずに行ってしまっている
IPへのよくない手助けに気づき変化させる

はじめに

　IPの物質使用を機能分析し，見立てを得ることはCRAFTの重要な一部です。これは多くのCSOが，IPの物質使用およびそれに関連する行動パターンについての情報を持っているからです。さらにCSOは，IPの行動の背景にある感情や身体的側面についての情報も持っていることがあります。例えば，使用行動の前にどんな引き金（先行条件）があり，使用行動の後にそれに関連するどんなポジティブおよびネガティブな結果が続いているかといったことです。機能分析により，さまざまな内的および外的要因が物質使用にどのように影響を与えているかが明らかにされ，さらにそうした行動を変化させるための洞察と対応方法を得ることができます。こうした情報に基づいて，これらの行動パターンに対するCSO自身の行動についても議論することができます。また，CSOにとっても好ましい影響をもたらす可能性のあるIPの代替行動について話し合うことができます。この機能分析は，物質使用に対して意図せず行ってしまっているIPへのよくない手助け[14]への洞察も提供します。これにより，CSOはIPの物質使用行動に対して中立的になり，手を貸すことを減らすことができます。

参照

- Smith, J.E., & Meyers, R.J. (2004). Motivating Substance Abusers to Enter Treatment: Working with Family Members. New York: Guilford Press（3章・7章）.
- Meyers, R.J., & Wolfe, B.L. (2012). Een verslaving in huis: Zelfhulpboek voor naastbetrokkenen. Nederlandse bewerking door P.J.G. Greeven, & H.G. Roozen. Houten: Bohn Stafleu van Loghum（2章・7章）.
- Roozen, H.G., Meyers, R.J., & Smith, J.E. (2013). Community Reinforcement Approach: Klinische procedures voor de behandeling van alcoholen drugverslaving. Houten: Bohn Stafleu van Loghum（プロセス2）

---

[14] 物質使用への意図せずに行ってしまっている本人へのよくない手助けには，直接的または間接的な形式があります。直接的な形式としては，例えばお金を渡す，居酒屋で一緒に酒を飲むなど，物質を獲得するための支援を積極的に提供することが該当します。間接的な形式とはより微妙であり，例えば他人への謝罪，請求書の支払い，物質使用行動の軽視が含まれます（詳細は『CRAFT 依存症者家族のための対応ハンドブック』7章を参照）

モジュール4の取り組みとゴール

Ⅰ　ホームワークの評価
Ⅱ　機能分析
Ⅲ　意図せずに行ってしまっているIPへのよくない手助け
- **a**　現状のチェック
- **b**　状況の選択
- **c**　潜在的な問題
- **d**　コミュニケーション

Ⅳ　ホームワークとまとめ

添付資料

✘　「IPの使用行動に関するCRAFT機能分析」

Ⅰ　ホームワークの評価

① CSOを歓迎します。

② ホームワーク（添付資料「トレーニングのゴール」（モジュール2））の実施状況を確認します。

③ 添付資料「満足度スケール」（モジュール2）をつけてもらい（あるいはアップデートしてもらい），進捗を確認して，現時点での満足度を確定します。

　　注1▶『CRA 薬物・アルコール依存へのコミュニティ強化アプローチ』プロセス2のⅠ（p.26）を参照してください。

Ⅱ　機能分析

④ 機能分析によってIPの物質使用行動を把握することができると説明してください。

　　注2▶『CRA 薬物・アルコール依存へのコミュニティ強化アプローチ』プロセス2も参照してください。

チェックリスト（①-③）

- 前回のホームワークについて確認した。
- ホームワークを実施してみてどうだったか確認した。
- ホームワークを実施した時に支障になったことについて幅広く話し合い，どうしたら解決できるかをCSOと話し合った。
- ホームワークから得たことや，トレーニングのゴールの達成にそれがどの程度貢献したかを尋ねた。
- 策定したトレーニングのゴールとCSOの強化子を関連づけた。

チェックリスト（④-⑫）

- 行動の時間帯，理由，方法を聞くことの理論的根拠を伝え，収集する情報の種類を伝えた。
- 理論的根拠の説明に添付資料「IPの使用行動に関するCRAFT機能分析」の配布や説明も含めた。

- IPの新しいライフスタイル確立のために，CSOができる貢献を発見したりIPの新しいゴールを設定したりできるように，IPの行動パターンに気づくための情報をCSOに求めた。
- IPの行動についての要約や説明，今後のセッションにおける情報の活用方法などについては後から説明することを伝えた。
- 行動が発生した日時を特定した。
- その行動の内容，量，頻度，期間を話し合った。
- できるだけ詳細な情報を得るために追加で質問をし，情報が不十分な場合はさらに質問した。
- 可能な限り添付資料「IPの使用行動に関するCRAFT機能分析」の多くの欄が記入されるように情報を得ようとした。ただし，常にストーリーの把握に努めるようにし，CSOに自由に話してもらうようにした。
- 明らかにできたこと（行動，引き金（先行条件），結果）とそれらの相互関係を適切にまとめて示した。

　ここではあなたのパートナー（IP）の薬物使用について話し合いたいと思います。これまでの経験を基にすると，CSOはIPの行動についてたくさんの情報を持っていることがあります。その情報を使ってIPの行動パターンを変えられるのが，まさにCRAFTです。多くの場合，IPの使用行動は，彼らが置かれた特定の状況や，彼らの感じることに左右されます。使用の結果もさまざまです。あなたのIPにとってはどうか，もっと知りたいと思います。

　そのため，IPの使用行動の機能分析をあなたと一緒に記入したいと思います。［添付資料「IPの使用行動に関するCRAFT機能分析」をCSOに渡す］

5. 正確な状況を特定し，必要に応じて（例えば複数の物質を使用している場合）シンプルにし，特定の使用行動の瞬間について説明してもらいます。

6. 以下のように理論的根拠を説明します。

　IPの物質使用状況，例えば使用時には誰と一緒にいるのか，どう感じているのか，そして何を快く，何を不快に感じているのか，といったことについてお尋ねします。これをさらに明確にするために，そのような使用状況について説明をお願いします。

7. 物質使用について，特定の日時のその瞬間に注意を向けます。

8. ストーリーを把握することが重要です。CSOに教えてもらいましょう。状況をより明確にするための質問をしてください。詳細を把握するには，1日を通した行動全体を説明してもらうことも有用です。何がいつ起きて，その前後はどうだったのか聞いてください。

9. 適宜掘り下げてCSOに質問しましょう。

　それをもう少し詳しく説明できますか？　それは重要なことに思えるので，もう少し教えてください。

10. CSOと一緒に添付資料「IPの使用行動に関するCRAFT機能分析」に記入します。可能であれば，フォーム上の未記入の項目についてCSOに説明してもらってください。

11. 記入された内容を要約して伝え，行動，引き金（先行条件），結果を関係づけます。

　　注3▶ 行動の発生頻度を下げるために，どのように「引き金」（1・2列目）に影響を与えることができるかを話し合

います。

注4▶ 使用行動とは異なる潜在的な代替行動が満たす必要条件を，ポジティブな結果（4列目）を基に話し合います。

注5▶ ネガティブな結果（5列目）については，IPが大切にすることの中で脅かされているものが何なのかに注意を向け，常にIPの強化子の観点からポジティブに捉えなおします。

⑫ 今回得られた情報を今後のセッションで活用する方法を説明し，CSOとIPの強化子が新たなトレーニングのゴールにどう取り込まれるかも説明します。CSOはIPの行動にポジティブな影響を与えることができるでしょうか？　現状の行動パターンを変えることができるでしょうか？　例えば引き金を別の方法で扱うことはできるでしょうか？　ソーシャルネットワークは何らかの役割を果たすことができるでしょうか？などです。

注6▶ 必要に応じてモジュール3のスキルトレーニングの実施も検討してみてください。

注7▶ これは新しいガイドマップのように今後の手掛かりになるものだと説明してもよいでしょう。

Ⅲ　意図せずに行ってしまっているIPへのよくない手助け

a　現状のチェック

⑬ CSOがIPの物質使用による当然の結果を認めたり取り除いたりすることにより，意識的ではないにせよ，物質使用を強化したことがないか話し合います。当然の結果がCSOによってどの程度取り除かれ，隠され，または軽減されたかについて例を挙げて話し合ってみましょう。

例1

リカは家族に内緒で友人と出かけ，深夜になってようやく帰宅しました。まだ何も食べていません。母親はその間ずっと心配していましたが，リカが帰宅すると黙ってキッチンに行き，温かい食事を用意して最終的には母親として子どもの世話をしました。

セラピストのコメント：この場合のネガティブな当然の結果は，

- 今回得た情報を今後のセッションでどのように活用することができるか，例を挙げて伝えた。
- 可能な限りゴールを個別のモジュールと関連づけた。

◆参照
『CRAFT 依存症者家族のための対応ハンドブック』第2章「ロードマップ」（pp.19-41）
- 実践課題1：飲酒の引き金（p.22）
- 実践課題2：飲酒のサイン（p.24）
- 実践課題3：飲酒による影響（p.26）
- 実践課題4：標準的な1週間の飲酒量を推定する（p.29）
- 実践課題5：古いマップ（p.38）
- 実践課題6：新しいマップ（p.38）

▶チェックリスト（⑬-⑯）

- 意図せずに行ってしまっているIPへのよくない手助けをした状況がこれまであったかCSOに尋ねた。
- そのような状況について具体例を挙げるよう求めた。
- 当然の結果が取り除かれたり軽減されたりした個々の例を確認した。

リカが空腹のまま寝ざるをえないということでしたが，彼女は結局お腹を満たせているようです。

例2

ケンは多く飲酒した翌日，必ず具合が悪くなります。母親はそのたびに息子のために言い訳をし続けます。まず学校に電話して「息子は病気だ」と伝え，ケンのアルバイト先の上司にも電話で「息子は病気なので欠勤します」と伝えます。

セラピストのコメント：この場合のネガティブな当然の結果は，学校の授業についていけなくなることや，アルバイト先での評価が下がることです。

---

14 CSO自身がどのような役割を果たしているかなど，詳しい例を挙げながら話してもらいます。

15 CSOを非難しているわけではないことを強調します。

16 意図せずに行ってしまっているIPへのよくない手助けを，CSOがどう認識しているかを話し合います。

b 状況の選択

17 IPの物質使用が減りうる当然の結果についてCSOと一緒に，検討します。

18 当然の結果がIPにとって不快であると認識されているか，また，それがIPの使用行動を抑制する可能性がありそうかについて話し合います。

19 当然の結果について，CSOによって許容できる範囲や，実際にそれが起きる際のCSOの経験について話し合います。

c 潜在的な問題

20 当然の結果を許容する際に起こりうる，例えば暴力のような対立的な状況やその他の問題について，例を挙げて話し合います。

21 当然の結果が起きてIPの生活が不快になることで，CSOにどのような影響があるかについて話し合います。

◆参照

『CRAFT 依存症者家族のための対応ハンドブック』

第7章：イネーブリングをやめる（pp.97-111）

• 実践課題16：世話焼き行為（p.101）
• チェック表：庇護行為の回数（p.106）
• チェック表：これまで試したことのある手法のチェック（p.108）

• 意図しない強化はよく起こりうることであり，CSOに責任はないことを強調した。
• CSOがこの見解をどう認識したかを尋ねた。

チェックリスト（17-19）

• IPが許容しつつも不快であると認識するような当然の結果をCSOが選べるように支援した。
• その状況が実現可能かどうかを確認した。
• 当然の結果を受け入れることについてCSOがどのように感じるか尋ねた。

チェックリスト（20-21）

• 当然の結果を許容することが困難になりうるさまざまな状況を確認した。
• 安全性を脅かす可能性のある問題とその予防策を話し合った。

注8 ▶ 必要に応じてモジュール3の実施も検討してみてください。

- 計画の実行が，CSOの生活を困難にしないかどうか調べた。
- その困難さに対処するための選択肢について話し合った。

d コミュニケーション

22 IPが当然の結果を受け入れやすくするためのコミュニケーションをロールプレイを行ってCSOと練習します。コミュニケーションをとるタイミングにも注意してください。添付資料「ポジティブなコミュニケーションの7要素」（モジュール3）も参照してください。

注9 ▶ 必要に応じてモジュール3の実施も検討してみてください。

チェックリスト（22） ▶

- 当然の結果をIPに伝える方法を決め，それをロールプレイで練習した。
- 練習は双方向的に行われた。
- CSOは，どのコミュニケーションの要素を使ったか述べることができた。
- 練習は繰り返し行われ，それによってCSOはさまざまな応答スタイルで練習することができた。
- 会話をする状況を特定し，支障になりそうなことを取り除いた。

Ⅳ ホームワークとまとめ

23 ゴール設定のルールを適用して，少なくとも1つのトレーニングのゴールと行動／戦略を策定してもらいましょう（モジュール2のⅣを参照）。

24 添付資料「トレーニングのゴール」（モジュール2）に，トレーニングのゴールと具体的な行動／戦略を記入してもらいます。その際，トレーニングのゴールと行動／戦略の設定に関するすべての基準を考慮してもらい，最後の列の時間枠も記入してもらってください。

25 ホームワークとして『CRAFT 依存症者家族のための対応ハンドブック』の2，7章を読み，実践課題6（p.38）と実践課題16（p.101），さらに「庇護行為の回数」「これまで試したことのある手法のチェック」（pp.106-108）をやってきてもらいましょう。

26 次のセッションの予約をします。

注10 ▶ このモジュールに関する追加情報として『CRA 薬物・アルコール依存へのコミュニティ強化アプローチ』プロセス1も参照してください。

チェックリスト（23-26） ▶

- トレーニングのゴールと行動／戦略が共に，3つの基本的なルール（簡潔に，ポジティブな言葉で，具体的）の基準を満たしていることを確認した。
- 行動／戦略の実施に際して支障となりそうなこと（実現可能性，コントロールやスキルの不足）について話し合い，必要に応じて取り除いた。
- トレーニングのゴール，関連する行動／戦略，時間枠が添付資料「トレーニングのゴール」に記入された。
- ホームワークは，CSOの強化子に関連づけられた。
- セッションの最後に，ホームワークは何だったかCSOに説明してもらい，確認した。

IPの物質使用による当然の結果の使用と意図せずに行ってしまっているIPへのよくない手助けに気づき変化させる

- ホームワークの実施がトレーニングのゴールにどう貢献するか期待を尋ねた。
- ホームワークにとりかかるためのあらゆる行動を確認した。
- 次回のセッション日時を決めた。

[添付資料] IPの使用行動に関するCRAFT機能分析

名前：_____　　　　　　　　　　　　　　日付：＿＿＿　年　　月　　日

外的トリガー	内的トリガー	使用時の行動	短期的なポジティブな結果	長期的なネガティブな結果
1. あなたの大切な人が通常、使用している時に一緒に使用しているのは誰ですか？	1. 通常、使用の直前にあなたの大切な人はどんなことを考えていると思いますか？	1. 通常、あなたの大切な人は何を使用しますか？	1. 一緒に使用する（人）とあなたの大切な人が好んでいることは何ですか？	1. 下記の項目について、あなたの大切な人が使用した結果のネガティブな結果は何だと思いますか？（IPが同意しているものに＊をつける） a) 対人関係：
2. あなたの大切な人が通常、使用している時にいるのはどこですか？	2. 通常、使用の直前にあなたの大切な人はどんな風に感じていると思いますか？	2. 通常、あなたの大切な人はどれくらいの量を使用しますか？	2. 使用する（場所）についてあなたの大切な人が好んでいることは何ですか？ 3. 使用する（時間）についてあなたの大切な人が好んでいることは何ですか？	b) 身体： c) 感情： d) 法律：
3. あなたの大切な人が通常、使用しているのはいつですか？		3. 通常、あなたの大切な人はどれくらいの時間をかけて使用をしますか？	4. 使用中、あなたの大切な人の好ましい（考え）は何ですか？ 5. 使用中、あなたの大切な人の好ましい感じ（感情）はどのようなものですか？	e) 仕事： f) お金： g) その他：

出典：Meyers, R.J., & Smith, J.E. (1995). Clincal Guide to Alcohol Treatment: The Community Reinforcement Approach. New York: The Guilford Press.

モジュール04　—IPの物質使用による当然の結果の使用と意図せずに行ってしまっているIPへのよくない手助けに気づき変化させる

ポジティブな強化子の提供と差し控え

はじめに

　多くの家族が，IPの物質使用とそれにより引き起こされるネガティブな影響に巻き込まれています。多くの場合，その責任を家族が負うことにより負のスパイラルが発生し，問題が人生のさまざまな局面に影響を及ぼすこともあります。このモジュールは，IP自身の責任を再び高めることを目的としていますが，これは物質使用を伴わない条件の下で行われます。このモジュールでは，楽しい活動を通してCSOおよびIPの向社会的行動を増加させるための多くの戦略を扱います。物質使用行動が発生した時に強化子が一時的に差し控えられる（タイムアウト）ことも重要です。効果を高めるために，追加の強化子も併せて差し控えたほうが望ましい場合もあります。このモジュールでは，随伴性マネジメントについてさらに説明します。言い換えると，いつ適切に強化子が提供されたり差し控えられたりするかについてです。

参照

- Smith, J.E., & Meyers, R.J. (2004). Motivating Substance Abusers to Enter Treatment: Working with Family Members. New York: Guilford Press（6章，7章）.
- Meyers, R.J., & Wolfe, B.L. (2012). Een verslaving in huis: Zelf hulpboek voor naastbetrokkenen. Nederlandse bewerking door P.J.G. Greeven, & H.G. Roozen. Houten: Bohn Stafleu van Loghum（5章，10章，11章）.
- Roozen, H.G., Meyers, R.J., & Smith, J.E. (2013). Community Reinforcement Approach: Klinische procedures voor de behandeling van alcoholen drugverslaving. Houten: Bohn Sta eu van Loghum（プロセス2）.

モジュール5の取り組みとゴール

I　ホームワークの評価

II　ポジティブな強化子

　　a　導入

　　b　物質使用の兆候

　　c　潜在的な強化子のリストとその提供

　　d　強化子を特定するための方法（オプション）

　　e　コミュニケーション

III　タイムアウト

　　a　IPの使用行動に対するCSOの反応

    b タイムアウトの重要性

    c 追加の強化子のタイムアウト

    d タイムアウトのコミュニケーション

    e タイムアウトを行う時の潜在的な障壁

IV　ホームワークとまとめ

添付資料

✘　「望ましい行動を強化する時にすべきこと・すべきでないこと」

✘　「物質使用に対処する時にすべきこと・すべきでないこと」

I　ホームワークの評価

1　CSO を歓迎します。

2　ホームワーク（添付資料「トレーニングのゴール」（モジュール2））の実施状況を確認します。

3　添付資料「満足度スケール」（モジュール2）をつけてもらい（あるいはアップデートしてもらい），進捗を確認して，現時点での満足度を確定します。

  注1▶『CRA 薬物・アルコール依存へのコミュニティ強化アプローチ』プロセス2のⅠ（p.26）を参照してください。

Ⅱ　ポジティブな強化子

a　導入

4　ポジティブな強化子とは何か，またそれをいつIP に適用するかについて CSO に説明します。

  ・報酬づけられた行動は，より頻繁に起こります。

  ・物質使用に関連しない行動に強化子がリンクするように管理していきます。

  注2▶ 添付資料「望ましい行動を強化する時にすべきこと・すべきでないこと」を使いながら話し合ってください。

5　IP が望ましい行動をとった場合，CSO がそれを褒めることについて話し合います。

▶**チェックリスト（1-3）**▶

・前回のホームワークについて確認した。

・ホームワークを実施してみてどうだったか確認した。

・ホームワークを実施した時に支障になったことについて幅広く話し合い，どうしたら解決できるかを CSO と話し合った。

・ホームワークから得たことや，トレーニングのゴールの達成にそれがどの程度貢献したかを尋ねた。

・策定したトレーニングのゴールと CSO の強化子を関連づけた。

▶**チェックリスト（4-7）**▶

・ポジティブな強化子の意味を説明した。

・報酬づけられた行動はより頻繁に起きやすいということを説明した。

・IP が物質使用をしていない時に IP を承認する意思があるかどうかを CSO に尋ねた。

・望ましい行動で IP を承認することに何か懸念があるか CSO に尋ねた。

- ポジティブな強化子と意図せずに行ってしまっている本人へのよくない手助けの違いについて話し合った。
- 意図せずに行ってしまっている本人へのよくない手助けは，CSOが意識的ではないのにIPの物質使用行動を促してしまう行動だと強調した。
- ポジティブな強化子の提供は事前に慎重に計画されることを説明した。

◆参照
『CRAFT 依存症者家族のための対応ハンドブック』
第10章：行動原理（pp. 129-143）
- 実践課題19：行動を変化させるための報酬（p.132）

▶ **チェックリスト(⑧-⑨)** ▶

- CSOが物質使用の兆候を察知・認識できるか確認した。
- 例とその時の様子について尋ねた。

- そのような役割を引き受けたいと思っているかどうかをCSOに尋ねます。

⑥ ポジティブな強化子と意図せずに行ってしまっている本人へのよくない手助けの違いを，CRAFTの文脈で説明します。

- 意図せずに行ってしまっている本人へのよくない手助けとは，CSOが意識的ではないのにIPの物質使用行動を促してしまう行動です。
- ポジティブな行動に強化子を提供することは，IPの物質使用行動を減少させます。

> すでに「意図せずに行ってしまっている本人へのよくない手助け」という言葉を使いました。これはあなたが意識的ではないのにIPの物質使用をより頻繁に促してしまうような行動を指します。逆に，ポジティブな行動に強化子を提供することは，物質に関連しない向社会的行動を増やします。

注3 ▶ モジュール1と4も参照してください。

⑦ IPにとって価値がある強化子を発見することも重要ですが，それが効果を発揮するかどうかはそれが提供されるタイミング次第であることを説明します。

b 物質使用の兆候

⑧ IPが物質を使用したか，その影響下にあるか，それを判別する兆候が何であるかをCSOに尋ねます。例えばIPの気分，外見，行動，話し方といったことです。

> あなたの息子さんが物質を使用したかどうかはどうやってわかりますか？
>
> 私たちは以下の4点に着目しています。
>
> 1. 息子さんの気分について何か気づくことはありますか？　陽気になる人もいれば，逆に引きこもって内向的になる人もいます。
>
> 2. 外見についてはどうですか？　例えば目の様子は変わりますか？
>
> 3. 行動はどうでしょうか。活力のレベルについて気づくことはありますか？　普段より活動的になり，忙しくしているとか，

逆にすっかりおとなしくなるといったことはないでしょうか？

4. 話し方はどうでしょうか？　例えば騒々しくなったり，逆に，口数が減ったりしますか？

⑨　これらの兆候の重要性について説明します。これはIPが物質を使用していない時に強化子を適切に提供するためです。

• そのような兆候を適切に察知することの重要性について説明した。

C 潜在的な強化子のリストとその提供

▶ チェックリスト(⑩-⑬) ▶

⑩　比較的短期間でIPに提供可能な強化子が何かをCSOと話し合い，そのリストを作成します。

注4 ▶ 理想的には，向社会的行動は物質使用行動と拮抗するようなものが望ましいですが，必ずしもそうである必要はありません。

注5 ▶ 向社会的行動が満たしていなければならない要件を知るために，モジュール4で使用した添付資料「IPの使用行動に関するCRAFT機能分析」の4列目を参考にしてください。

• IPのための潜在的な強化子の概要をCSOが理解するのを助けた。
• CSOが来週までに提供を試みる強化子を少なくとも1つ選択することを支援した。

◆ 参照
『CRAFT 依存症家族のための対応ハンドブック』
第11章：治療（pp.145-167）
• 実践課題20：なぜ飲むのか？（p.147）
• 実践課題21：しらふでいる価値のある活動（p.148）

⑪　翌週までに実施可能なポジティブな行動への強化子を少なくとも1つCSOと一緒に決定し，どうすれば実行可能か検討して行動／戦略を立てましょう。

注6 ▶ 上記の作業において強化子の候補が出にくい場合は，**d**を参照してください。

⑫　潜在的な強化子がIPにとって実際に心地よいものかどうか，またそれを提供することがCSOにとっても実行可能で比較的容易かどうかも確認します。

⑬　望ましい行動がより頻繁に起こるように強化子を提供することについて，CSOがどのように感じているか尋ねます。

• 選択した強化子が実際にIPをエンパワーメントしているかどうかを確認した。
• その強化子を与えることが比較的容易かどうかについて話し合った。
• 望ましい行動に強化子がリンクするように管理することについて，CSOがどう思っているかを聞いた。

▶ **チェックリスト（⑭）** ▶

・これらのオプションを使
　用して，潜在的な強化子
　を選択した。

d **強化子を特定するための方法（オプション）**

⑭ 以下の方法により，IPの強化子を検討することもできます。

- CSOがIPの観点から作成した「楽しい活動リスト（PAL）」（モジュール2）
- 上記の中でIPとCSOが一緒にできる楽しい活動
- CSOがIPの観点から作成した「ソーシャルサークル」（モジュール2）
- CSOがIPの観点から作成した「向社会的行動の機能分析」（モジュール2）
- 問題解決スキル（モジュール3）

注7 ▶ 各添付資料を，ここではCSOがIPの観点から記入するために用いてください。

▶ **チェックリスト（⑮-⑯）** ▶

・今後は望ましい行動に
　伴って強化子が提供され
　るということについて，
　IPにどう伝えるかを決定
　し，ロールプレイでそれ
　を練習した。
・練習は双方向的に行わ
　れた。
・CSOは，どのコミュニケー
　ションの要素を使ったか
　述べることができた。
・練習は繰り返し行われ，
　それによってCSOはさま
　ざまな応答スタイルで練
　習することができた。
・会話をする状況を特定
　し，支障になりそうなこ
　とを取り除いた。

e **コミュニケーション**

⑮ 今後は，望ましい行動に伴って強化子を提供するということについてIPにどう伝えるかを決定します。ロールプレイでIPとのやりとりを練習します。

⑯ コミュニケーションのタイミング（場所と時間）にも注意を払ってください。

注8 ▶ これにはモジュール3を使用します。

Ⅲ　タイムアウト

a **IPの使用行動に対するCSOの反応**

▶ **チェックリスト（⑰-⑱）** ▶

・IPの物質使用に対する現
　在のCSOの応答スタイ
　ルについて尋ねた。
・CSOの反応がIPの行動
　（物質使用を含む）にどの
　ような影響があると思う
　かCSOに尋ねた。

⑰ IPの物質使用が判明した場合，CSOがいつもどのように反応し，その結果がどうであるかを確認します。

注9 ▶ これを話し合う時には添付資料「物質使用に対処する時にすべきこと・すべきでないこと」を使用します。

⑱ そのような自分の反応がどうIPに影響していると思うかCSO

に尋ねます。

- CSOの反応が，意図するところとは逆にIPの物質使用を促している可能性はありますか？
- IPとのそのようなやりとりはCSOにどんな感情を及ぼすでしょうか？

注10▶ モジュール4も参照してください。

- CSOが時折，意図せずIPに物質使用を促してしまうことがあることを説明した。
- 意図しない物質使用への報酬づけを引き起こしてしまう時の感情はどのようなものかについて話し合った。

◆参照
『CRAFT依存症家族のための対応ハンドブック』
- 第5章：主導権を握る──運転席（pp.75-85）
- 実践課題13：実効力のある行動（p.81）

b タイムアウトの重要性

⑲ 物質使用を促さないようにすることの重要性について話し合います。

⑳ CSOが強化子の提供を控えない場合，IPの物質使用を実質的に促してしまう可能性があることを指摘します。

> あなたの話を聞いていると，土曜日の夜に意図せずにパートナーの飲酒に対して報酬を与えているようです。彼が酔っている間，あなたは彼のお気に入りのTVシリーズを一緒に見ていますね。

㉑ IPが物質を使用している場合，強化子の提供を一貫して控えることが極めて重要であることを強調します。

㉒ IPが物質を使用している場合，強化子の提供を一貫して控えることについてCSOがどのように感じているかを尋ねます。

チェックリスト（⑲-㉒）

- 物質使用が起きたらすぐに強化子を差し控えることの重要性について話し合った。
- IPが物質を使用する状況で強化子を差し控えない場合，CSOはIPの望ましくない行動を強化してしまうことになると説明した。
- 物質が使用された場合，一貫して強化子を控えることの重要性を強調した。
- この計画の実施についてCSOがどのように感じているかを尋ねた。

c 追加の強化子のタイムアウト

㉓ 物質使用に際して，追加で提供を差し控えることができそうな強化子についてCSOと一緒に話し合います。CSOが確実に実行可能な計画かどうかが重要です。

㉔ 翌週IPが物質を使用した場合，提供を差し控えることができる強化子を最低でも1つ選びましょう。

㉕ 選択した強化子が実際に差し控えられた場合，IPが本当にそ

チェックリスト（㉓-㉖）

- 物質使用が起きたら差し控えることができる強化子の追加リストを作成する手助けをした。
- 翌週IPが物質を使用した場合，追加の強化子を差し控えることが可能になるような計画を立てた。

れを残念がるかどうかを確認します。

> [セラピスト] これまでの計画を私が正しく理解できるように簡単に要約させてください。パートナーが大麻を吸った場合，彼が友人に会いに行く時にあなたの車を使うことはできないと伝えるつもりなのですね。
>
> いい計画だと思います。ただ……実際にこの計画を実行するのはどれくらい難しいでしょうか？
>
> [CSO] 私には自信があります。彼は気に入らないでしょうけど車は私のものですし，私が「本当に使わないで」と言う時に，それでも彼が車を勝手に使ったということは今まで一度もありませんでしたから。

26　強化子を差し控えることについてCSOがどのように感じているかを尋ねます。

d　タイムアウトのコミュニケーション

27　今後は，理由と共に強化子を差し控えるということについてIPにどう伝えるかを決定します。ロールプレイでIPとのやりとりを練習します。

28　コミュニケーションのタイミング（場所と時間）にも注意を払ってください。

　　注12▶ これにはモジュール3を使用します。添付資料「ポジティブなコミュニケーションの7要素」も参照してください。

e　タイムアウトを行う時の潜在的な障壁

29　強化子を差し控えることで起こりうるIPからの攻撃や暴力などの可能性について例を挙げて話し合います。

サイドバー（左段）

- 選択した追加の強化子を差し控えることでIPが本当に残念がるかどうかを確認した。
- 追加の強化子を差し控えることについてCSOがどのように感じているか，そして比較的容易に実行できそうかを話し合った。

▶ **チェックリスト（27-28）**

- 強化子を差し控えることの理由をIPに説明する際のコミュニケーション場面を特定し，ロールプレイで練習した。
- 練習は双方向的に行われた。
- CSOは，どのコミュニケーションの要素を使ったか述べることができた。
- 練習は繰り返し行われ，それによってCSOはさまざまな応答スタイルで練習することができた。
- 会話をする状況を特定し，支障になりそうなことを取り除いた。

▶ **チェックリスト（29-30）**

- 強化子を差し控えることの実施を困難にする可能性のあるさまざまな状況について確認した。

> 　強化子を実際に差し控える前に，それによってあなたの生活が不快にならないかどうかを検討することが重要です。例えば，彼にあなたの車の使用を認めない場合，あなたは彼を目的地まで送迎しないといけないと感じますか？　そして，それについてあなたはどう感じますか？

30　強化子を差し控えることによりIPの生活が不便になり，そのことがCSOに影響を与える可能性についても話し合います。

　　注13 ▶ 選択肢の1つとして「問題解決スキル」（モジュール3）を活用してもいいでしょう。

Ⅳ　ホームワークとまとめ

31　ゴール設定のルールを適用して，少なくとも1つのトレーニングのゴールと行動／戦略を策定してもらいましょう（モジュール2Ⅳを参照）。

32　添付資料「トレーニングのゴール」（モジュール2）に，トレーニングのゴールと具体的な行動／戦略を記入してもらいます。その際，トレーニングのゴールと行動／戦略の設定に関するすべての基準を考慮してもらい，最後の列の時間枠も記入してもらってください。

33　ホームワークとして『CRAFT 依存症者家族のための対応ハンドブック』の2，7，10章を読み，実践課題1（p.22），2（p.24），3（p.26），13（p.81），16（p.101），およびp.106とp.107のテストをやってきてもらいます。必要に応じて実践課題19（p.132）もやってきてもらいましょう。

34　次のセッションの予約をします。

　　注14 ▶ このモジュールに関する追加情報として『CRA 薬物・アルコール依存へのコミュニティ強化アプローチ』プロセス1も参照してください。

- 安全上の潜在的な問題について議論し，CSOと一緒に予防策を検討した。
- 計画の実施によってCSOの生活が複雑になるかどうか確認した。
- 支障に対処するための選択肢について話し合った。

▶チェックリスト（31-34）▶

- トレーニングのゴールと行動／戦略が共に，3つの基本的なルール（簡潔に，ポジティブな言葉で，具体的）の基準を満たしていることを確認した。
- 行動／戦略の実施に際して支障となりそうなこと（実現可能性，コントロールやスキルの不足）について話し合い，必要に応じて取り除いた。
- トレーニングのゴール，関連する行動／戦略，時間枠が添付資料「トレーニングのゴール」に記入された。
- ホームワークは，CSOの強化子に関連づけられた。
- セッションの最後に，ホームワークは何だったかCSOに説明してもらい，確認した。
- ホームワークの実施がトレーニングのゴールにどう貢献するか期待を尋ねた。
- ホームワークにとりかかるためのあらゆる行動を確認した。
- 次回のセッション日時を決めた。

[添付資料] 望ましい行動を強化する時にすべきこと・すべきでないこと

　IPが物質使用をしていない時にCSOが肯定的な反応を示すことは非常に効果的です。例えば，物質使用をしていない状態で一緒に時間を過ごしたり，何かを一緒にしたりすることがとても楽しいということを伝えてエンパワーメントします。以下に，そうした状況ですべきこととすべきでないことのリストを示します。

すべきこと

- 一緒に散歩する
- 相手が興味を持っていることについて話す
- 相手の好きな食事をつくる
- 肩揉みを5分間してあげる
- レストランに行く。ただし，アルコールは注文しない
- 映画を一緒に見る
- ボードゲームで一緒に遊ぶ
- 一緒に本を読む
- 支え，褒める
- ちょっとしたプレゼントをする
- 一緒にお風呂に入る
- 相手が嫌がる家事を代わりにする
- 相手が好きな活動に参加する
- 甘えてみる

すべきでないこと

- 前回物質使用したことを責める
- 最近の物質再使用を理由に無視する
- 物質使用が悪いことであると訴え，説得しようとする
- 物質使用をやめるようしつこく迫る
- アルコール／薬物を捨てる
- 家の内外でつけ回し，物質使用していないか監視する
- 物質使用をとがめるため，頭ごなしに否定する
- 脅迫する
- 物質使用を止めるよう懇願し，感情的になり，泣く
- ケンカをして最近の物質使用を理由に叫び，とがめる
- 自ら物質使用をして，それがどれほど悪いかを示す
- 無責任な行動を自ら示して，物質使用の悪影響を示す

出典：Scruggs, S.M., Meyers, R.J., & Kayo, R. Community Reinforcement and Family Training Support and prevention (CRAFT-SP). Handout 4a: Rewarding sobriety: when your loved one is not drinking/using (p.46).

[添付資料] 物質使用に対処する時にすべきこと・すべきでないこと

　　IPが物質使用している時に，CSOが自分の気持ちを逸らすことは効果的です。例えば，IPが物質の影響を受けてハイになっている時などに一緒に時間を過ごすのは不快なので，自分のために何か違うことをするとIPに伝えてもいいでしょう。そうした状況ですべきこととすべきでないことのリストを示します。

すべきこと

- 日常生活でいつもしている習慣を守る
- 物質の影響下にある相手から自分の気を逸らせる何かをする
- お気に入りの趣味や活動を始める
- 散歩して気分を落ち着かせ，リラックスする
- 緊張したりイライラしたりする場合は家を出る
- 子どもを遊び場や公園に連れて行くか，子どもと一緒に家族や友人を訪問する
- 図書館に行き，新聞，雑誌，本を読む
- お風呂でリラックスする
- 瞑想またはリラクゼーションエクササイズをして落ち着く
- 人生の刺激となりそうな本を読む（詩，哲学，科学など）
- 悩みを友人や家族に話す
- 音楽を聴く

すべきでないこと

- 行動について不満を言う
- 無視して罰しようとする
- 物質使用が悪いことであると訴え，説得しようとする
- 物質使用をやめるようしつこく迫る
- アルコール／薬物を捨てる
- 家の内外でつけ回し，物質使用していないか監視する
- 物質使用をとがめるため，頭ごなしに否定する
- 脅迫する
- 物質使用を止めるよう懇願し，感情的になり泣く
- 叫び，ケンカをして物質使用をとがめる
- 自ら物質使用をして，それがどれほど悪いかを示す
- 無責任な行動を自ら示して，物質使用の悪影響を示す
- 物質使用がなかったかのようにふるまう
- 二人の関係や将来についてなど，人生の重要なことについて話そうとする
- 相手に聞こえる状況で他人とこの問題について話す。例えば，母親に電話で「彼／彼女はもう飲んでいる」と言ったり，子どもたちに「お父さん／お母さんはまた酔っ払ったよ」と言ったりする。
- 緊張を和らげるために，相手を楽しいことに参加させる

出典：Scruggs, S.M., Meyers, R.J., & Kayo, R. Community Reinforcement and Family Training Support and prevention (CRAFT-SP). Handout 4b: Coping with intoxication: when your loved one is drinking/using (p.47).

家庭での安全に
注意を向ける

はじめに

　先行研究によると，アルコールなどのさまざまな依存性物質と攻撃性の間には強い相関関係があることがわかっています[15]。薬物／アルコールの影響下にある人は衝動的な決定を下しやすく，通常は起こさない行動に走りやすくなります。危険な運転行為，飲み屋での喧嘩，家庭内暴力の多くに飲酒が関与しています。オランダ政府は家庭内暴力を「被害者の家庭内構成員による暴力行為」と定義していますが，暴力とは物理的な接触行為を指すのみならず，心理的および性的領域に関連する場合もあります[16]。とりわけパートナーに対する暴力については，加害者が被害者に対して支配的でありパワーバランスが不平等な場合がしばしばあります。一般的に家庭で暴力を振るうのは男性ですが[17]，実は加害者も被害者もある程度までは互いに加害者でもあり被害者でもあることが多いのです[18]。暴力は常習的な場合もありますが，ストレス要因，物質使用量，攻撃行動を抑制するスキルやコミュニケーションスキルの欠如といったことが招く個別の状況下で引き起こされることもあります[19]。重要なことは，IP からの暴力の兆候を察知し，CSO がこれにどう対処するかを決めておくことです。このモジュールではそういったトピックを扱います。

参照

- Smith, J.E., & Meyers, R.J. (2004). Motivating Substance Abusers to Enter Treatment: Working with Family Members. New York: Guilford Press（8章）.
- Meyers, R.J., & Wolfe, B.L. (2012). Een verslaving in huis: Zelf hulpboek voor naastbetrokkenen. Nederlandse bewerking door P.J.G. Greeven, & H.G. Roozen. Houten: Bohn Sta eu van Loghum（3章）.
- Roozen, H.G., Meyers, R.J., & Smith, J.E. (2013). Community Reinforcement Approach: Klinische procedures voor de behandeling van alcohol- en drugverslaving. Houten: Bohn Sta eu van Loghum（プロセス2）.

[15] Boles, S.M., & Miotto, K. (2003). Substance abuse and violence. A review of the literature. Aggression and Violent Behavior, 8, 155-174.

[16] Lünnemann,K.D.,Goderie,M.,&Tierof,B. (2010). Geweld in afhankelijkheidsrelaties. Utrecht: Verwey-Jonker Instituut.

[17] Dijk, T. van, Flight, S., Oppenhuis, E., & Duesmann, B. (1997). Huiselijk geweld. Aard, omvang en hulpverlening. Den Haag: Ministerie van Justitie (pp.38-42).

[18] Dobash,R.P.,&Dobash,R.E. (2004).Women'sviolence to men in intimate relationships: Working on a puzzle. British Journal of Criminology, 44, 324-349.

[19] Johnson,M.P. (2008). Atypology of domestic violence: intimate terrorism, violent resistance and situational couple violence. University Press New England.

モジュール6の取り組みとゴール

Ⅰ　ホームワークの評価

Ⅱ　家庭での安全に注意を向ける

    a　アセスメント

    b　攻撃／暴力に関する機能分析

    c　周囲からのサポート

    d　セーフティープランの作成

    e　自己防衛策

Ⅲ　ホームワークとまとめ

添付資料

✄　「脅迫と暴力を認識する」

✄　「攻撃／暴力に関する機能分析」

✄　「セーフティープランの準備」

✄　「セーフティープラン」

Ⅰ　ホームワークの評価

① CSOを歓迎します。

② ホームワーク（添付資料「トレーニングのゴール」（モジュール2））の実施状況を確認します。

③ 添付資料「満足度スケール」（モジュール2）をつけてもらい（あるいはアップデートしてもらい），進捗を確認して，現時点での満足度を確定します。

    注1▶『CRA 薬物・アルコール依存へのコミュニティ強化アプローチ』プロセス2Ⅰ（p.26）を参照してください。

チェックリスト(①-③) ▶

- 前回のホームワークについて確認した。
- ホームワークを実施してみてどうだったか確認した。
- ホームワークを実施した時に支障になったことについて幅広く話し合い，どうしたら解決できるかをCSOと話し合った。
- ホームワークから得たことや，トレーニングのゴールの達成にそれがどの程度貢献したかを尋ねた。
- 策定したトレーニングのゴールとCSOの強化子を関連づけた。

Ⅱ　家庭での安全に注意を向ける

a　アセスメント

チェックリスト（④-⑥）▶

◆参照
『CRAFT 依存症家族のための対応ハンドブック』
第3章：安全第一（pp. 43-59）
・実践課題7：暴力を突き止める（p.49）

・IP が攻撃的だったり，CSO に対して暴力を振るったりしたかについて話し合った。
・起こりうる状況の頻度と深刻度について確認した。
・攻撃と暴力について尋ねることについての理論的根拠を説明した。
・CSO がこのトピックを扱うことができるか，そしてオープンに話し合えるかを尋ねた。

④ 家庭内暴力のリスクを推定するため，IP から最近攻撃や暴力を受けたかどうかを尋ねます。存在する場合，個別事例のリストを作成します。

　また，その頻度と深刻度（警察沙汰，武器，医学的／心理的問題，家庭内暴力相談窓口への通報など）も明確にします。

注2▶ 添付資料「脅迫と暴力を認識する」を使用してください。

注3▶ 過去に起きた攻撃と暴力は将来の出来事についての強力な予測因子です。

⑤ 理論的根拠を説明します。CRAFT による取り組みは IP の環境に変化をもたらすため，それが攻撃や暴力につながる可能性があることを説明します。

⑥ 攻撃や暴力について話し合う時，CSO がどのように感じているかを尋ねます。

b　攻撃／暴力に関する機能分析

チェックリスト（⑦-⑨）▶

・機能分析の具体的な進め方についてはモジュール4のチェックリスト4〜12を参照。
・攻撃と暴力の危険信号（怒りが爆発する直前のIPやCSOの言動）を特定した。
・危険信号にはある程度の予測可能性があることを確認した。
・IP の攻撃と暴力に対してCSO が責任を負わないことを強調した。
・危険信号を含む引き金を把握することによって，異なる対応をするための基礎を築くことができると説明した。

⑦ 添付資料「攻撃／暴力に関する機能分析」を使用します『CRA 薬物・アルコール依存へのコミュニティ強化アプローチ』プロセス2も参照してください。

> ここでは大量に飲酒した後にあなたのパートナーが攻撃的になる瞬間についてお話したいと思います。それはこの「攻撃／暴力に関する機能分析」に基づいて行います。［CSO に渡す］
>
> あなたは彼／彼女の怒りが爆発する直前，何が引き金になっていると思いますか？　特に危険信号となるような，本人の直前の言動は何ですか？

⑧ IP の攻撃と暴力に対して CSO が責任を負わないことを強調した上で，これらの情報を IP の攻撃／暴力を減らすために活用することを伝えます。

⑨ 危険信号（怒りが爆発する直前の IP や CSO の言動）を含む引き金について話し，セーフティープランを作成するための基礎的な情報として，それらがどの程度予測可能かについて話

し合います。

◆参照
『CRAFT 依存症家族のための対応ハンドブック』
第3章：安全第一（pp. ・43-59）
・実践課題8：危険信号の同定（p.53）

c　周囲からのサポート

⑩　攻撃／暴力が発生した場合に支援してくれそうな人がCSOのソーシャルネットワークに存在するか確認します。

⑪　それが具体的に誰のことを指し，そのような状況で何をしてくれそうか，その人の役割（例えば，傾聴，あるいは宿泊場所の提供といった実用的な支援）およびその人への連絡方法について話し合います。

⑫　また，CSOが誰かを信頼して，IPの攻撃や暴力について打ち明けることができるかどうかを確認します。

　　注4▶　ソーシャルサポートがない場合や不十分な場合は，そうしたサポートがCSOの安全を確保するのに非常に重要であるということを話し合ってください。必要に応じて添付資料「ソーシャルサークル」（モジュール2）を使用して，そのような役割を果たせそうな個人をリストアップします。

▶チェックリスト（⑩-⑫）▶

・ソーシャルサポートの利用可能性と，それが安全を確保する上で重要であることを話し合った。
・攻撃や暴力が発生する状況において，その人への連絡手段について詳細に検討した。
・この話題についてその相手と話すことができるかどうかを確認した。
・CSOがそれぞれの人にどんなサポートを望むかについて話し合った。
・誰からの支援も期待できない場合，CSOのソーシャルネットワークを再検討し，ふさわしい候補がいないか調べた。

d　セーフティープランの作成

⑬　現在，攻撃と暴力が発生した場合にCSOがどのように対処しているかを確認します。

⑭　CSOがどのようにこれまでとは異なる対応を行うことができるか話し合いましょう。また，それが今後の安全性を高めるために必要であるということについても話し合います。引き金と危険信号を例に出してこれを説明します。

> 　彼の首に赤い斑点が出始めたら，すぐに家を出ることが重要であることを話してくれましたね。あなたがそれを発見したら，今日決めたように，すぐに家を出てお姉さんの家に行くんでしたよね。

⑮　この問題についてIPと事前にやりとりできるかどうか尋ねます。できるのであれば，どのような方法でするのかを確認し

▶チェックリスト（⑬-⑯）▶

◆参照
『CRAFT 依存症家族のための対応ハンドブック』
第3章：安全第一（pp. 43-59）
・実践課題9：危険信号への対応（p.54）

・セーフティープランを策定する必要性について話し合った。
・セーフティープランの策定を支援した。
・セーフティープランには最初の兆候に素早く適切に対応するための対策が含まれている。

ます。添付資料「ポジティブなコミュニケーションの7要素」
（モジュール3）も参照してください。

注5 ▶ 必要に応じてモジュール3を参照します。

16 セーフティープランを作成することは，CSOの安全とIPとの
関係改善に貢献しますが，これですべて解決されるわけでは
なく，広範な介入パッケージの一部にすぎないことを伝え
ます。

注6 ▶ 素早く適切に反応するために，危険信号を把握するこ
とが重要であることを強調してください。

e 自己防衛策

17 CSOの今後の安全性を高めるために，どのような防衛手段が
利用できるかについて話し合います。

例：

- 玄関に宿泊用具一式が入ったバッグを用意
- 地域の駆け込み先を確認（例：保護シェルター）
- 司法の通報窓口や警察への電話方法の確認

注7 ▶ 添付資料「セーフティープランの準備」「セーフティー
プラン」を使用します。

18 IPとの関係改善に関係している強化子について話し合い，自
己防衛策を実行に移すにあたってCSOに生じるであろう葛藤
についても話し合います。

Ⅲ　ホームワークとまとめ

19 ゴール設定のルールを適用して，少なくとも1つのトレーニ
ングのゴールと行動／戦略を策定してもらいましょう（モ
ジュール2 Ⅳを参照）。

20 添付資料「トレーニングのゴール」（モジュール2）に，ト
レーニングのゴールと具体的な行動／戦略を記入してもらい
ます。その際，トレーニングのゴールと行動／戦略の設定に
関するすべての基準を考慮してもらい，最後の列の時間枠も
記入してもらってください。

21 ホームワークとして『CRAFT 依存症者家族のための対応ハ
ンドブック』の3章を読み，実践課題7（p.49），8（p.53），9
（p.54）もやってきてもらいましょう。

► **チェックリスト（17-18）** ▶

- さまざまな自己防衛策に
ついて話し合った。例え
ば，短期間状況から離れ
る方法，避難先の確保，
法的措置など。
- CSOに最も適した手段に
ついて話し合った。
- 自己防衛策の実行に影響
しうる強化子について話
し合った。
- 計画を実行に移すにあた
り，CSOが抱く気持ちや
葛藤について話し合った。

► **チェックリスト（19-22）** ▶

- トレーニングのゴールと
行動／戦略が共に，3つ
の基本的なルール（簡潔
に，ポジティブな言葉で，
具体的）の基準を満たし
ていることを確認した。
- 行動／戦略の実施に際し
て支障となりそうなこと
（実現可能性，コントロー
ルやスキルの不足）につ
いて話し合い，必要に応
じて取り除いた。
- トレーニングのゴール，
関連する行動／戦略，時
間枠が添付資料「トレー

- セーフティープランは，IP
との関係改善のための広
範な介入パッケージの一
部として位置づけられた。

22 次のセッションの予約をします。

注8▶ このモジュールに関する追加情報として『CRA 薬物・アルコール依存へのコミュニティ強化アプローチ』プロセス1も参照してください。

ニングのゴール」に記入された。
- ホームワークは，CSOの強化子に関連づけられた。
- セッションの最後に，ホームワークは何だったかCSOに説明してもらい，確認した。
- ホームワークの実施がトレーニングのゴールにどう貢献するか期待を尋ねた。
- ホームワークにとりかかるためのあらゆる行動を確認した。
- 次回のセッション日時を決めた。

経済的コントロール：
- 仕事に行くのを禁止する
- お金を要求しなければ渡さない
- 少ししかお金を与えない
- お金を奪う
- 収入を得るのを許さない

孤立：
- 行き先をコントロールする（CSOがすること，見る相手，話す相手，行く場所など）

子どもを巻き込む：
- 子どもについて罪悪感を感じさせる
- 子どもをメッセンジャーとして使う
- 子どもを連れ去ると脅す

いやがらせ：
- 見た目，ジェスチャー，または行動で相手を怖がらせる
- 物を破壊する
- 高価な物を破壊する
- 動物を虐待する
- 武器を見せる

感情的虐待：
- こきおろす
- 相手が悪いと思わせる
- 罵倒する
- 辱める
- 相手がおかしいと思わせる
- 罪悪感を感じさせる

出典：Scruggs, S.M., Meyers, R.J., & Kayo, R. Community Reinforcement and Family Training Support and prevention (CRAFT-SP). Handout 6d: Recognizing intimidation and violence (p.72).

強制・脅迫：

- 傷つけると脅し，その意思があるように見せる
- CSOの元を去る，自殺する，または「CSO自身に精神的な問題がある」と言って精神保健福祉施設に通報すると脅す
- 違法行為を扇動し，通報を阻止する

過小評価・否定・非難：

- 以前の物質使用を軽視したり完全に否定したりする
- 他の人に暴力の責任を負わせる（例「お前がそうさせた」）

暴力的な行動：

- 殴る
- 監禁する，または出口をふさぐ
- 叩く，押す，蹴る

性暴力：

- 操作したり相手に罪悪感を持たせたりする
- 相手が望まない性行為を強いる
- 性的暴行をする

出典：Scruggs, S.M., Meyers, R.J., & Kayo, R. Community Reinforcement and Family Training Support and prevention (CRAFT-SP). Handout 6d: Recognizing intimidation and violence (p.72).

[添付資料] 攻撃／暴力に関する機能分析

名前：＿＿＿＿＿＿

日付：＿＿＿年＿＿月＿＿日

外的トリガー	内的トリガー	攻撃／暴力に関する行動	短期的なポジティブな結果	長期的なネガティブな結果
1. 相手が暴力的になるとき、あなた以外で一緒にいるのは誰ですか？ 2. 通常暴力が起こるのはどこですか？ 3. 通常暴力が起こるのはいつですか？（アルコール／薬物は影響していますか？） 4. 相手が暴力的になる直前のあなたの言動はどのようなものですか？	1. 暴力的になる直前、相手はどんなことを考えていると思いますか？ 2. 暴力的になる直前、相手はどんな風に感じていると思いますか？ 3. その他の「危険信号」：相手が暴力的になる直前の相手の言動はどのようなものですか？	通常、相手はどのような攻撃や暴力行為をしますか？	1. 相手が暴力をふるうことについて好んでいることは何ですか？ 2. 暴力の最中や直後、相手の好ましい考えは何ですか？ 3. 暴力の最中や直後、相手の好ましい感じ（気持ち）はどのようなものですか？	以下のそれぞれの分野において、大切な人の暴力はどのようなネガティブな結果をもたらすでしょう？（相手も同意しているものには＊を付ける） a）対人関係： b）身体： c）感情： d）法律： e）仕事： f）お金： g）その他：

出典：Meyers, R.J., & Smith, J.E. (1995). Clinical Guide to Alcohol Treatment: The Community Reinforcement Approach. New York: The Guilford Press.

[添付資料] セーフティープランの準備

　あなた自身とあなたの家族の回復に取り組む時に重要な2つの条件は，安全な場所と暴力の停止です。誰もが敬意を持って扱われたいと思っていますが，通常，ネガティブな習慣を打破するには時間がかかります。過去にあなたの人間関係や家庭内で暴力があった場合，以下の提案が役立つかもしれません。もちろん，いかなる形態の暴力についても弁解の余地はありませんし，あなたは責任を負いません。

　暴力に対処する場合，少しずつ段階的に進めてください。家庭内暴力の頻度が高ければ高いほど，そして極端かつ長期化するほど，この暴力が外部からの助けによってのみ停止する可能性が高くなります。（家庭内）暴力に絶えずさらされている人のために，CRAFTが範囲とする部分とは異なる，より具体的な支援が必要な場合があります。セラピストは，必要に応じて専門の援助者や機関の情報を提供することができます。

1．エスカレートする対立を認識する

　過去に暴力のリスクがあった対立を特定することは，常に緊張を高める議論に終始するよりも有効です。過去に手に負えなくなった対立はありましたか？　物質使用が影響してIPの判断力が低下したり，IPが暴力を振るったりしたことはありますか？

2．友人，家族，またはサポートグループからの支援を求める

　自分で暴力に対処しようとせずに，解決策を見つけるために助けを求めてください。

3．その状況から離れる

　場合によっては部屋を出る，または家を出て家族や友人の家，シェルターなどを使うということを意味します。

出典：Scruggs, S.M., Meyers, R.J., & Kayo, R. Community Reinforcement and Family Training Support and prevention (CRAFT-SP). Handout 6f: Developing a safety plan (p.74).

4．警察に電話する

　暴力や虐待に耐えて生きる必要はありません。このような場合，将来的に自分で解決できるようになることや問題自体がなくなることを期待するのではなく，警察に連絡してください。

5．法的（一時的）強制措置を使用する

　その主な目的は法的手段を通じてCSOの身を守ることです。一時的な強制措置は，物質を使用する結果を明確にします。

出典：Scruggs, S.M., Meyers, R.J., & Kayo, R. Community Reinforcement and Family Training Support and prevention (CRAFT-SP). Handout 6f: Developing a safety plan (p.74).

［添付資料］セーフティープラン

　暴力が定期的に発生する場合は，セーフティープランを立てることをお勧めします。このフォームはそのような計画を準備するのに役立ちます。このフォームに記入して必要な準備を行い，いざという時にこの計画をすぐに実行できるようにします。セラピストは，必要に応じてこのセーフティープランの作成を支援します。

名前：＿＿＿＿＿＿＿＿＿＿＿＿　　　　　　　　　　日付：＿＿年＿＿月＿＿日

<table>
<tr>
<td>

何を持っていけばいいですか？（例：衣服，パスポート，貴重品，写真，薬，洗面用品，銀行のカードなど）
-
-
-
-
-
-
-
-
-

子どものために何を持っていけばいいですか？（例：衣類，パスポート，ぬいぐるみ，母子手帳，おもちゃ，洗面用品など）
-
-
-
-
-
-
-
-

</td>
<td>

どこにそれらを置いておきますか？（例：自分の車のトランクの中，友人の家など）
-
-

どこに行くことができますか？（例：姉のマリの家）
-
-
-
-

バックアッププランとしてどこに行くことができますか？（例：友達のエリカの家）
-
-
-
-

重要な連絡先（電話番号など）（例：マリ，エリカ，家庭内暴力サポートセンター，シェルター，警察など）
-
-
-
-

すぐに助けが必要であることを家族や友人に知らせるための暗号（例：「厳しい冬になりそう」）
-

</td>
</tr>
</table>

出典：CRAFT: Steering your family through addiction (section 3: safety planning). http://meshworksem.com/_Projects/CRAFT_SUDS_Beta_v01/default.htm Verkregen12 juli 2015.

治療の開始

はじめに

　先行研究によると，物質依存の問題では最初の兆候が現れてから何年も経ったあとにようやく専門的な治療を検討し始めることが多いのですが[20,21]，依存症の治療は早期に開始するほど効果があることがわかっているため，治療開始時期の遅れは大きな問題です。幸いなことに，IPを専門的な治療につなげるには家族の役割が極めて重要であるとの認識は拡がりつつあります。CRAFTはIPを初回治療につなげるまでの時間を短縮できる包括的なパッケージであり，これにより，長期間未治療だった物質使用障害を治療するという極めて困難で深刻な状況を回避することができます。このモジュールでは特に，CSOが，物質使用をしているIPに対して専門的な依存症治療を受けるよう提案して促すための動機づけやコミュニケーションスキルを紹介します。それにはポジティブなコミュニケーションに加えて，IPがその提案を受け入れやすくなるようなタイミングを設定することが重要です。また，どのようなことがIPの動機づけの出発点になるか議論することが重要です（例えばIP専用のセラピストや非公式なアポイントメントなど）。これにより，IPがこのような提案を受け入れる可能性が高くなります。

参照

- Smith, J.E., & Meyers, R.J. (2004). Motivating Substance Abusers to Enter Treatment: Working with Family Members. New York: Guilford Press（9章）。
- Meyers, R.J., & Wolfe, B.L. (2012). Een verslaving in huis: Zelf hulpboek voor naastbetrokkenen. Nederlandse bewerking door P.J.G. Greeven, & H.G. Roozen. Houten: Bohn Sta eu van Loghum（4章，11章）。
- Roozen, H.G., Meyers, R.J., & Smith, J.E. (2013). Community Reinforcement Approach: Klinische procedures voor de behandeling van alcoholen drugverslaving. Houten: Bohn Sta eu van Loghum（プロセス3，4）。

---

[20] Joe, G.W., Simpson, D.D., & Broome, K.M. (1999). Retention and patient engagement models for different treatment modalities in DATOS. Drug and Alcohol Dependence, 57, 113-125.
[21] Wang, P.S., Berglund, P., Olfson, M., Pincus, H.A., Wells, K.B., & Kessler, R.C. (2005). Failure and delay in initial treatment contact after rst onset of mental disorders in the national comorbidity survey replication. Archives of General Psychiatry, 62, 603-613.

モジュール7の取り組みとゴール

I　ホームワークの評価
II　治療のモチベーション
    a　動機づけの出発点
    b　ロールプレイの提案
    c　タイミングと強化子
    d　治療法の選択
    e　速やかな初診
    f　拒否やドロップアウトの可能性
III　ホームワークとまとめ

添付資料

✗　「ポジティブなCRAFTコミュニケーションと動機づけターゲットの例」

✗　「(評価)CSO優先順位シート」

I　ホームワークの評価

1　CSOを歓迎します。
2　ホームワーク(添付資料「トレーニングのゴール」(モジュール2))の実施状況を確認します。
3　添付資料「満足度スケール」(モジュール2)をつけてもらい(あるいはアップデートしてもらい),進捗を確認して,現時点での満足度を確定します。
    注1▶『CRA 薬物・アルコール依存へのコミュニティ強化アプローチ』プロセス2 I (p.26)を参照してください。

II　治療のモチベーション

a　動機づけの出発点

4　IPの治療へのモチベーションを高めるための出発点になるような,治療の敷居を下げるための方法について理論的根拠を

▶ **チェックリスト(1-3)** ▶

- 前回のホームワークについて確認した。
- ホームワークを実施してみてどうだったか確認した。
- ホームワークを実施した時に支障になったことについて幅広く話し合い,どうしたら解決できるかをCSOと話し合った。
- ホームワークから得たことや,トレーニングのゴールの達成にそれがどの程度貢献したかを尋ねた。
- 策定したトレーニングのゴールとCSOの強化子を関連づけた。

▶ **チェックリスト(4-6)** ▶

- IPが治療を受ける出発点になるようなモチベー

ションにはどのようなものがあるかについて話し合った。
－セラピストとの非公式なミーティング
－IP専用のセラピストと話せる可能性
－お試し治療（例：とりあえず1回）
－対立的でなく，決めつけない態度
－必ずしも薬物／アルコールについて話す必要はない
－他の強化子
• 提案の形でのポジティブなコミュニケーションは，CSOが望むものを手に入れやすくしたり，相手にも伝染することで，IPもまたポジティブに応答し，同意する可能性が高いということを話し合った。

説明します。

• これまでのモジュールによって家庭での状況がポジティブになったからといって，IPが自ら治療を望むようになるとは限りません。
• IPが速やか（48時間以内）に治療を受けられるよう，予め治療機関と接触しておくと良いでしょう。
• CSOが対立的／決めつける態度になることなく治療の敷居を下げることは，IPを動機づけることに重要な貢献を果たします。
• 通常，アルコール／薬物の話題はIPの準備ができた時に治療プロセスの中で発生するため，説明する必要はないことに注意してください。
• むしろ，IPが話したいと思っていることを話題として取り上げてください。

5 IPが治療を開始するチャンスを最大限にするために，IPとセラピストとの最初の出会いは，IPのニーズに合致しているべきだということをCSOと話し合います。

IPの治療へのモチベーションを高めるための出発点についてお伝えしたいと思います。治療への敷居を下げる方法には，例えば以下のようなものがあります。

• 最初の面会は，場所を治療施設内としないなど，非公式な形で実施することができます。IPにはどのような方法がベストだと思いますか？
• 試しに一度だけ会うことは望ましいと思いますか？
• 初回はあなたと一緒の方が良さそうですか？
• 初回は私とでもいいですし，別のIP専用のセラピストと会うことも可能です。IPはどちらを好みそうでしょうか？

注2 ▶ IPが治療を拒否している場合，強要することは望ましくありません。

6 IPの治療開始に影響を与えそうなモチベーションの源泉や条件について話し合い，それをCSOの現状に照らし合わせて選択してもらいましょう。

b ロールプレイの提案

7　ポジティブなコミュニケーションの役割について添付資料「ポジティブなCRAFTコミュニケーションと動機づけターゲットの例」を使用しながら話し合います。その際，モチベーションの源泉も特定してもらいましょう。

> IPに提案する際には，ポジティブなコミュニケーションが重要です。それによりIPからもポジティブな反応が返ってくる可能性が高くなります。
>
> これについては事例に基づいて一緒に取り組みたいと思います。[添付資料「ポジティブなCRAFTコミュニケーションと動機づけターゲットの例」を渡す]

8　IPに対して行う提案の内容を決定します。

9　効果的なコミュニケーションに貢献する重要な要素が7つあることを添付資料「ポジティブなコミュニケーションの7要素」（モジュール3）を使って説明します。最初の3つは提案を形作るために重要です。
- 簡潔に
- ポジティブな言葉で
- 具体的，かつ測定可能な行動である

10　これらの3つの要素によって，メッセージや依頼の内容が明確になります。さらに，以下の4つの要素を追加することで，相手が依頼に応じる可能性はさらに高まるということを説明します。
- 自分の感情にラベルをつける
- 思いやりのある言い方をする
- 部分的な責任を受け入れる
- 手助けを申し出る

11　次にいくつかのステップごとにロールプレイを行い，各回短時間（2分未満）で行うのが理想的です。最初は，セラピストがIP役になり，CSOに提案してもらいます。次に役割を交代します。

> やってみてどうだったか，教えてください。

12　練習ごとに，コミュニケーションの内容と使用した要素について CSOにフィードバックしてもらいます。また，動機づけ

▶ チェックリスト（7-12）▶

- 事例について説明した（添付資料）。
- コミュニケーションの7要素すべてを確認し，CSOの状況に基づいた短い例を挙げた。
- CSOにも例を挙げてもらい，貢献を褒めた。
- IPを治療につなげるために，現在どのようなコミュニケーションをとっているか，話し合った。
- IPへの提案内容を決定した。
- コミュニケーションを効果的で説得力のあるものにするために，できるだけ多くのコミュニケーション要素と動機づけの出発点を含めた。
- 提案内容を最適化した。
- 各ロールプレイは短く，必要に応じて個々の要素を練習するために分割された。
- フィードバックを繰り返し与え，コミュニケーションの良かった点と悪かった点を尋ねた。
- フィードバックは，最初はポジティブな評価，次に改善点の提案，最後に再びポジティブな評価というサンドイッチ形式にした。
- フィードバックには，コミュニケーション要素の特定と動機づけの出発点を含めた。
- 練習は繰り返し行われ（少なくとも2回），それによってCSOはさまざまな応答スタイルで練習することができた。
- リバースロールプレイもした。
- CSOに，IPの立場で応答するように促した。
- 練習は双方向的に行われた。
- CSOのロールプレイを褒め，エンパワーメントした。

の出発点についても述べます。コミュニケーションの内容を
CSOと一緒に最適化します。

C タイミングと強化子

⑬ 治療開始というアイディアがIPに受け入れられやすく，可能
性が高まるようなタイミングを話し合います。また，活用で
きそうな強化子を特定します。

例：

- 物質使用が関連した事件や危機についてIPが後悔している
時
- CRAFTのセッションでCSOが何をしているのかIPが尋ね
てきた時
- CSOが最近いつもと違う行動をしている理由をIPが知りた
がる時
- 職場で問題が発生したとIPが言ってきた時
- IPが大量に飲酒後，子どもたちに影響があった時
- IPが友人とのウォーキングからしらふで陽気に帰ってき
た時

⑭ 提案を行うのに最適そうなタイミングを決定します。

> 治療の開始を切り出すタイミングについて，あなたが適切だと
> 思う状況やIPの気分について話し合いたいと思いますがいかがで
> すか？
>
> IPが治療を開始しやすくなる強化子は他にも何かありますか？
> 例えば家庭の雰囲気，ストレス，人間関係，家計，仕事，家族，
> 子ども，CSOの気分などはどうでしょうか？
>
> IPからの否定的な反応を避けるために，IPが最もオープンな時
> 間と場所を考えてみましょう。それはどういう瞬間でしょうか？

注3▶ CSOとIPの両方が比較的良い気分で，かつIPが物質
使用をしておらず，禁断症状も出ていないタイミング
であることが極めて重要であることを説明します。

d　治療法の選択

⑮ IPの治療機関を選択し，事前に連絡をとっておくことの重要
性について話し合いましょう。また，IPに影響を与える可能
性のある待機期間や初診インテークのプロセスについても考
慮してください。

⑯ IPが治療開始に同意した場合，速やかに（できれば48時間以
内）受診につなげるべきだと強調してください。

⑰ IPを担当するセラピストが満たしているべき条件を確認して
ください。たとえばコミュニティ強化アプローチ（CRA）や
関係性セラピーの提供など，認知行動療法に精通しているこ
となどです。

e　速やかな初診

⑱ IPが治療に同意した場合，速やかなインテークを実現するた
めにどんなステップを踏む必要があるかについてCSOと話し
合いましょう。

　　注4▶ 必要に応じて「問題解決スキル」（モジュール3）を使
用します。

　あなたが選択した**治療機関［名称］**の待期期間について詳しく
見ていきたいと思います。

　例えば一緒にそこに問い合わせてみることもできますね。こち
らの状況について相談にのってくれそうな担当者を紹介してもら
えるかについても聞いてみましょうか。

---

⑲ 治療開始の手続きがより具体的になるにつれ，どんな感情が
沸き起こっているかCSOに尋ねましょう。

チェックリスト（⑮-⑰） ▶

- IPのために事前に良い治療機関を見つけておくことの必要性について話し合った。
- IPが治療開始に同意してから48時間以内に受診することの重要性について強調した。
- 治療に際しては（事務処理よりも）会話に十分な時間をかける必要性について強調した。
- 治療は認知行動療法が望ましいことを伝えた。

◆参照
『CRAFT 依存症家族のための対応ハンドブック』
第11章：治療（pp.145-167）
実践課題22：チャンスをつかむ（p.154）

チェックリスト（⑱-⑲） ▶

- 速やかなインテークを実現するためにどんなステップが必要かについて話し合った。
- それらのステップを計画に含めた。
- 必要に応じて，バックアッププランを用意した。
- 治療開始の手続きがより具体的になるにつれ，どんな感情が沸き起こっているか尋ねた。

▶ **チェックリスト（⑳-㉒）** ▶

- IPが依然として，治療を拒否するかもしれないことを説明した。
- 拒否がCSOにどのような思考，感情，行動をもたらすかについて尋ねた。
- それに対応する方法について話し合った。
- 治療につなげるには，さらに多くの働きかけが必要になる場合があることを説明した。
- 治療への同意にもかかわらず，IPがすぐにドロップアウトする場合があることを説明した。
- IPが拒否した場合を想定したロールプレイを行った（セラピストがIP役）。

◆ 参照
『CRAFT 依存症家族のための対応ハンドブック』
第12章：再発防止（pp. 169-182）。
- 実践課題23：ハイリスクな状況を特定する（p.172）

▶ **チェックリスト（㉓-㉖）** ▶

- トレーニングのゴールと行動／戦略が共に，3つの基本的なルール（簡潔に，ポジティブな言葉で，具体的）の基準を満たしていることを確認した。
- 行動／戦略の実施に際して支障となりそうなこと（実現可能性，コントロールやスキルの不足）について話し合い，必要に応じて取り除いた。
- トレーニングのゴール，関連する行動／戦略，時間枠が添付資料「トレーニングのゴール」に記入された。
- ホームワークは，CSOの強化子に関連づけられた。
- セッションの最後に，

f　拒否やドロップアウトの可能性

⑳　たとえどのように慎重に準備をしても，IPが提案に抵抗を示して治療が拒否される可能性があることを説明します。また，それがCSOにどのような思考，感情，行動をもたらすかについて話し合いましょう。

> あなたがどのように万全な準備をしたとしても，IPが治療開始を拒否する可能性はあります。何かを変えるということは試行錯誤を伴うプロセスです。それについて心の準備をしておいてください。

㉑　IPが提案に応じるまでに何度も働きかけが必要であることは珍しいことではないということを説明します。また，治療を開始したIPが途中でドロップアウトしたり，元の行動に戻ったりする可能性もあります。そうした場合の対応方法について話し合いましょう。

㉒　IPの拒否に対応する建設的なコミュニケーションを練習するためにロールプレイを行いましょう（セラピストがIP役）。

注5▶ モジュール8も参照してください。

Ⅲ　ホームワークとまとめ

㉓　ゴール設定のルールを適用して，少なくとも1つのトレーニングのゴールと行動／戦略を策定してもらいましょう（モジュール2のⅣを参照）。

㉔　添付資料「トレーニングのゴール」（モジュール2）に，トレーニングのゴールと具体的な行動／戦略を記入してもらいます。その際，トレーニングのゴールと行動／戦略の設定に関するすべての基準を考慮してもらい，最後の列の時間枠も記入してもらってください。

㉕　ホームワークとして『CRAFT 依存症者家族のための対応ハンドブック』の4，11章を読んできてもらいましょう。特にp.67の「大切な人に治療を受けさせる」を読んできてもらいます。実践課題20，21，22もやってきてもらいましょう。

㉖　次のセッションの予約をします。

注6▶ このモジュールに関する追加情報として『CRA 薬物・

アルコール依存へのコミュニティ強化アプローチ』プロセス1も参照してください。

注7▶ このモジュールが最後のCRAFTセッションである場合，添付資料「（評価）CSO優先順位シート」を用いて評価を依頼してください。次に，モジュール1で記載した添付資料「（初回）CSO優先順位シート」の記入に基づいて，このトレーニングの目的がどの程度達成されたかを確認します。

ホームワークは何だったかCSOに説明してもらい，確認した。
- ホームワークの実施がトレーニングのゴールにどう貢献するか期待を尋ねた。
- ホームワークにとりかかるためのあらゆる行動を確認した。
- 次回のセッション日時を決めた。

[添付資料] ポジティブなCRAFTコミュニケーションと動機づけターゲットの例

　以下の例を読み，自分の状況に最も近く，しっくりくるものについて一緒に話し合ってください。

1.　これまで10年以上パートナーとしてやってきたし，絶対にあなた／君を失いたくないと思っている。でも，あなた／君との関係が本当にこのままでいいのかここしばらく悩んでいて，知っていたかもしれないけど，すでに何回かセラピストを訪問した。よかったらいつか一緒に来てもらえないかな？　私がより良いパートナーになるためや，関係を改善するための助言をあなた／君にしてもらいたいと思う。1回でも私にとっては大きな意味がある。あなた／君が望むなら，セラピストはどこか街の中で会ってもいいと言ってくれている。

2.　あなた／君が最近仕事ですごく忙しくてストレスをため込んで，なかなかそれが解消できていないようだから，このところずっとあなた／君のことを心配している。仕事のストレスにうまく対処するために，一度専門家と話してみない？　そうした専門家とはさまざまなことを話せるし，あなた／君が話したくなければ薬物について話す必要はない。

3.　もっと早く話したかったし，そうすべきだったと思うんだけど，実は私たちの関係がとても心配だったから，ここ数週間，セラピストと会っている。よかったら今度一緒に行かない？　ただ，私のセラピストとではなくあなた専用のセラピストと話したいかもしれないね。聞いてみたら，すぐに紹介できると言っていた。

4.　あなた／君が，私と子どもたちを心から愛してくれていることがわかっているからこそ，私が通っている相談機関に今度一緒に行ってほしいと思っている。そこの相談員は本当に誠実で，決して決めつけたりプレッシャーをかけたりすることはないし，あなた／君が話したくないことを聞き出すようなこともしない。

5. 孤独と悲しみを感じていて，この数週間カウンセラーに会いに行っていた。もしあなた／君も一緒にカウンセラーと話しに行ってくれたらとても嬉しい。一度でいいから試してみない？　もし気に入らなければ，すぐにやめていいから。

6. 大事なことを伝えたいと思う。私はこのところ家の中でいい感じの態度じゃなかったし，時々，理由もなく当たり散らしていたと思う。それでも，もしあなた／君がしばらく私の話を聞いてくれたら嬉しい。私たちが今置かれている状況について第三者に相談してみない？　それは私にとって大きな意味があると思う。

[添付資料]「（評価）CSO優先順位シート」

名前：＿＿＿＿＿＿＿＿＿＿＿＿＿　　　　　　日付：＿＿年＿＿月＿＿日

　CRAFTの一連のセッションの中で取り組んだことについて教えてください。最も当てはまる数字を丸で囲んでください。

	まったく	少し	まあまあ	かなり	非常に
1. ストレスと不満の軽減	1	2	3	4	5
2. 自分の人生へのコントロールを（再度）取り戻す	1	2	3	4	5
3. IPが，物質，ギャンブル，ゲームなどから解放されることを支援する	1	2	3	4	5
4. 攻撃や（家庭内）暴力のリスクの低減	1	2	3	4	5
5. IPに治療を受けさせる	1	2	3	4	5
6. 子どもをサポートする	1	2	3	4	5
7. IPの変化への気持ちを高める	1	2	3	4	5
8. 自分の趣味や活動への参加を増やす	1	2	3	4	5
9. 自分の社会生活や人間関係を取り戻す	1	2	3	4	5
10. 自分の自己肯定感を高める	1	2	3	4	5
11. 自分の気持ちを他者と共有する	1	2	3	4	5
12. その他（　　　　　　　　）	1	2	3	4	5

リラプスマネジメント
（オプション）

はじめに

　このCRAFTリラプスマネジメントのモジュールでは2つのことを扱います。1つはCSOがモジュールを通じてこれまでのやり方から改善できる点を知り，変化を持続可能にすることです。もう1つは，CSOがIPを建設的かつ積極的に支援することでIPの治療を継続させ，物質使用が再発しないようにすることです。例えば治療を開始した後にIPが治療に行かなくなることがあります。CSOはこのような失望すべき状況にも対処できることが重要です。このモジュールでは，プロセスを再開したり，ドロップアウトを防いだりするのに役立つ再出発点をCSOに提供します。

　研究によれば，IPの治療開始に寄与する要因は，治療の継続にも役立つことが確認されています[22]。また，IPが物質を再使用した場合，CSOがこれに否定的に（以前の行動に基づいて）反応してしまい，IPとの関係が悪化することがあります。そうした状況に対応するための方法はCRAでも用いられ，そのうちのいくつかはCRAFTのこのモジュールでも適用可能です。それは例えば再発時の機能分析，再発につながる行動連鎖の察知，早期警鐘システムといったものです。それらについては後ほど説明します。

参照

- Smith J.E., & Meyers, R.J. (2004) Motivating Substance Abusers to Enter Treatment: Working with Family Members New York: Guilford Press（9章）
- Meyers, R.J., & Wolfe, B.L. (2012) Een verslaving in huis: Zelf hulpboek voor naastbetrokkenen Nederlandse bewerking door P.J.G. Greeven, & H.G. Roozen Houten: Bohn Stafleu van Loghum（12章）
- Roozen, H.G., Meyers, R.J., & Smith, J.E. (2013) Community Reinforcement Approach: Klinische procedures voor de behandeling van alcohol- en drugverslaving Houten: Bohn Stafleu van Loghum（プロセス7，9）

---

[22] Pelissier,B.M. (2004). Gender differences in treatment entry and retention among prisoners with substance abuse histories. American Journal of Public Health, 17, 134-141.

モジュール8の取り組みとゴール

添付資料

�「高リスク状況の特定」
�「リラプスマネジメントプラン」
�「リラプスマネジメントプラン」（記入例）

I　ホームワークの評価

① CSO を歓迎します。

② ホームワーク（添付資料「トレーニングのゴール」（モジュール2）の実施状況を確認します。

③ 添付資料「満足度スケール」（モジュール2）をつけてもらい（あるいはアップデートしてもらい），進捗を確認して，現時点での満足度を確定します。

　　注1▶『CRA 薬物・アルコール依存へのコミュニティ強化アプローチ』プロセス2のI（p.26）を参照してください。

▶ **チェックリスト(①-③)** ▶

- 前回のホームワークについて確認した。
- ホームワークを実施してみてどうだったか確認した。
- ホームワークを実施した時に支障になったことについて幅広く話し合い，どうしたら解決できるかをCSOと話し合った。
- ホームワークから得たことや，トレーニングのゴールの達成にそれがどの程度貢献したかを尋ねた。
- 策定したトレーニングのゴールとCSOの強化子を関連づけた。

08 モジュール リラプスマネジメント（オプション）

Ⅱ リラプスマネジマント

a 高リスク状況について話し合う

- 潜在的な高リスク状況について話し合った。
  - a）高リスクに陥る危険にさらされているCSOとその引き金について話し合い，それらに対処するための計画を作成した。また，支障になりそうなことについて話し合い，取り除いた。
  - b）CSOが自分で高リスク状況を提起しなかった場合，その懸念を指摘し，潜在的な高リスク状況の引き金とその際の支障になりそうなことについて確認した。
- 何か計画を立てる際，行動，引き金，および支障になりそうなことの観点から潜在的な高リスク状況について話し合った。

◆参照
『CRAFT 依存症家族のための対応ハンドブック』
第12章：再発防止（pp. 169-182）
- 実践課題23：ハイリスクな状況を特定する（p.172）

④ IPとCSOの両者ともに，過去の行動パターンを再発させることはよくあることだということについて理論的根拠を説明します。IPに再使用があった場合，家族は過去に引き戻された感じがし，怒り，失望してしまいがちです。このモジュールではCSOが望ましくない方法で反応し，過去の行動に戻ってしまいがちな高リスク状況について説明しましょう。

> あなたが弱りきっていて，過去の習慣に戻ってしまうような状況について話し合いたいと思います。IPによる物質使用や，あなた自身の疲労感，仕事による緊張といったことを考えてみてください。そのような状況をいくつか思い浮かべて，対処する最善の方法を一緒に考えてみましょう。

⑤ CSOと潜在的な高リスク状況について話し合います。添付資料「高リスク状況の特定」の質問項目を使用してください。

⑥ 高リスク状況に優先順位をつけ，どの状況を特に回避すべきかについて特定してもらいましょう。

⑦ CSOの動機づけの出発点や，動機づけにポジティブな影響を与えて新しい行動を促す強化子について説明し，CSOの現在の状況ではどうか尋ねましょう。

⑧ CSOがこれらの潜在的な高リスク状況に異なる方法で対処する用意があるかどうかについて話し合います。そこで支障になりそうなことがないかどうかについても考慮してください。

b 行動連鎖

- 行動連鎖についての理論的根拠を説明した。
- 些細な決定の連鎖が再発を誘発し得ることを説明した。
- 最近起こった再発事例についてCSOに特定してもらった。
- 提示された再発事例について行動連鎖を確認した。

⑨ 再発が避けられない状況に陥る前段階には，多くの場合些細な決定の連なりがあるということを説明します。そうした連鎖を構成する要素を事前にリストアップし，発生を察知することで再発を予防できます。

> 再発には多くの場合，些細な決定の連鎖という前兆があります。つまり再発する前に発見可能なのです。そのような些細な決定の連鎖は「行動連鎖」と呼ばれます。発生する出来事とその決定を

時系列順に並べることで，その一連の決定がどのように再発につながったかを追うことができます。

- 再発の時期，理由，方法の説明を含む行動連鎖の要約を示した。

10 行動連鎖の初期段階で別の決定を行えば，最終的に再発を防ぐことは比較的容易である一方，時間が経ってしまってから別の決定を行うことは困難であることを説明します。

- CSOにとって行動連鎖の早い段階で別の決定をすることは一般的に容易であり，逆に後の段階では難しくなることを示した。

11 最低でも1つの高リスク状況をCSOに詳細に想定してもらい，行動連鎖の形で書き出してもらいます。

- 再発事例を基に，そこに至る決定の連鎖をCSOと検証した。

12 CSOと高リスク状況について話し合い，どのタイミングで別の決定がなされていれば結果が異なっていたかを一緒に考えます。そして代わりになりうる行動連鎖を作成します。

- 変化に向けてCSOと話し合うために行動連鎖の初期段階に焦点を当て，そこでなされた決定を一つ選んだ。

注2▶ フリップチャートやホワイトボードを用意して，行動連鎖を書き出します。

- 別な決定を行うための計画を立てた。

注3▶ 必要に応じてモジュール3も参照してください。

- 潜在的な支障について話し合い，取り除いた。

C 機能分析

◀ チェックリスト（13 -17）▶

- モジュール4のチェックリスト4〜12を参照

13 IPが物質に手を出す，約束を守らない，などの過去の望ましくない行動に立ち戻ってしまうことを避けるには，IP自身への支援も欠かせないということを伝えます。そうした状況に陥らないようIPを支援するには，IPの問題行動を特定して分析することが重要だということを説明します。

14 IPの動機づけの出発点や，動機づけにポジティブな影響を与えて新しい行動を促す強化子について説明し，IPの現在の状況ではどうか尋ねましょう。

15 IPが別の方法で引き金に対処するのを助けることや，望ましくない行動を回避するための代替行動を提供することについて，その意思があるかどうかCSOと話し合います。

注4▶ 引き金は，CSOとIPとのやりとりから発生する可能性もあることに注意しましょう。

16 IPの望ましくない行動が物質使用の場合は，添付資料「IPの使用行動に関するCRAFT機能分析」（モジュール4）を使用します。

- 望ましくない行動の発生を抑えるために，CSOがその引き金（1列目，2列目）にどう影響を与えられるかについて話し合います。
- 使用行動とは異なる潜在的な代替行動が満たす必要条件を，

ポジティブな結果（4列目）を基に話し合います。

- ネガティブな効果（5列目）については，記述方法を改め，強化子の観点からポジティブな書き方に変えます。

注5▶ 添付資料「攻撃／暴力に関する機能分析」（モジュール6）は，物質使用以外の望ましくない行動にも使用できます。

⑰ CSOと責任の所在について話し合います。

- CSOは，IPの物質使用に責任を負わないことを伝えます。
- CRAFTの目的はCSOの行動を変えることですが，IPの物質使用がCSOの責任だということを意味しているわけではありません。
- CSOは問題解決のために貢献することができます。
- CSOが責任を負っていないということについてCSOがどのような考えや感情をもっているか尋ねてみてください。

注6▶ 必要に応じて，高リスク状況に陥る連鎖を構成する要素のリストを用いてIPの行動連鎖を書き出してみてください。（Ⅱ **a** および **b** を参照）

d 早期警鐘システム

⑱ 早期警鐘システムとは，再発に関連すると思われる初期のサイン・引き金を，IPのモニタリング役を担うCSO（モニター）が特定できるよう支援するためのものだと理論的根拠を説明します。

⑲ 添付資料「リラプスマネジメントプラン」とその記入例を手渡し，リラプスマネジメントの説明や，CSOおよびIPにとって早期警鐘システムがどう役立つかを説明します。

- 再発につながる可能性のある「リスク状況」をCSOと書き出します。
- IPの再発を防ぐためにCSOが実行する必要のあることを「アクションプラン」として事前に決定します。
- 「初期のサイン・引き金」が発生した際，ただちに直接的な手段（例：一緒に散歩をする）をとることは再発を防止するのに効果的です。

注7▶ ソーシャルネットワークからの支援を求めるといった間接的な手段も検討します。

注8▶ 添付資料「リラプスマネジメントプラン」の「初期の

（左段）

- IPの物質使用の責任がCSOにはないことを説明した。
- CSOにこの点をさらに強調して確認した。

▶チェックリスト（⑱-⑲）

- 早期警鐘システムについての理論的根拠を説明した。
- 再発に関連すると思われる初期のサイン・引き金を特定するための手順を説明した。
- CSOにモニターとしての役割の重要性について説明した。
- モニターに期待される役割について説明した。
- 再発を防ぐためにモニターが実行する「アクションプラン」を作成した。

サイン・引き金〈IPの観点〉」の部分は，IPが自らセッションに来所して報告したり，CSOに語ったりしたことを情報として記入することを想定しています。〈IPの観点〉が記入できなかったとしても，〈CSOの観点〉からIPに関する追加情報が得られる場合があります。

Ⅲ　引き際

チェックリスト（⑳-㉒）

⑳　CSOに以下のことを説明しましょう。

> CRAFTは，慎重かつ適切な方法でCSOと連携するようにつくられたプログラムです。このプログラムは，IPに対してより適切に対応するためのものだけでなく，CSOが自分自身に対してより良いケアができるようになるためのツールも提供します。ただし，家庭の状況が十分に改善されない場合は，関係者全員が完全に満足しないこともあります。そこで生じる疑問は，すべてをやり切ったという瞬間が果たしてやってくるかどうかということです。

◆参照
『CRAFT 依存症家族のための対応ハンドブック』
第12章「再発防止」の「引き際」（p.179）

㉑　『CRAFT 依存症家族のための対応ハンドブック』「引き際」の質問（p.179）を参照してください。

㉒　現在の状況をどの程度受け入れることができるかについてCSOと話し合います。

例：

- 現在の物質使用の問題が，CSOの生活の質に影響を与える程度
- CSOが家庭で抱える他の責任，例えば子どものこと
- CSOが支援機関を利用できる程度
- CSOが自分のための人生を送れているかどうか
- CSOが抱く挫折感や劣等感
- CSOが取り組みをやめた時に，IPがCSOをストーキングしたり何かトラブルを引き起こしたりする可能性
- CSOが取り組みをやめた時に，IPがIP自身に対して何かをしてしまう可能性

  注9▶ CSOの状況を改善するために支援を求めることができる相談窓口や支援機関についても検討します。

Ⅳ　ホームワークとまとめ

- トレーニングのゴールと行動／戦略が共に，3つの基本的なルール（簡潔に，ポジティブな言葉で，具体的）の基準を満たしていることを確認した。
- 行動／戦略の実施に際して支障となりそうなこと（実現可能性，コントロールやスキルの不足）について話し合い，必要に応じて取り除いた。
- トレーニングのゴール，関連する行動／戦略，時間枠が添付資料「トレーニングのゴール」に記入された。
- ホームワークは，CSOの強化子に関連づけられた。
- セッションの最後に，ホームワークは何だったかCSOに説明してもらい，確認した。
- ホームワークの実施がトレーニングのゴールにどう貢献するか期待を尋ねた。
- ホームワークにとりかかるためのあらゆる行動を確認した。
- 次回のセッション日時を決めた。

23　ゴール設定のルールを適用して，少なくとも1つのトレーニングのゴールと行動／戦略を策定してもらいましょう（モジュール2のⅣを参照）。

24　添付資料「トレーニングのゴール」（モジュール2）に，トレーニングのゴールと具体的な行動／戦略を記入してもらいます。その際，トレーニングのゴールと行動／戦略の設定に関するすべての基準を考慮してもらい，最後の列の時間枠も記入してもらってください。

25　ホームワークとして『CRAFT 依存症者家族のための対応ハンドブック』の12章を読み，実践課題23（p.172）もやってきてもらいましょう。

26　次のセッションの予約をします。

注10▶　このモジュールに関する追加情報として『CRA 薬物・アルコール依存へのコミュニティ強化アプローチ』プロセス1も参照してください。

注11▶　このモジュールが最後のセッションである場合，添付資料「（評価）CSOの優先順位シート」（モジュール7）を用いて評価を依頼してください。次に，モジュール1で記載した添付資料「（初回）CSOの優先順位シート」（モジュール1）の記入に基づいて，このトレーニングの目的がどの程度達成されたかを確認します。

[添付資料] 高リスク状況の特定

1 IPは，どのような気分の時に最も物質使用が再発しやすいですか？

2 あなたが，新しい行動パターンを維持する自信が最もなくなってしまう時間帯はいつですか？

3 あなたが，最も困難を感じるのはどのような場所ですか？

4 新しいパターンの維持に支障となる人々は周囲にいますか？

5 平日と週末の違いや，特に困難に感じる曜日はありますか？

6 あなたが，自分の抑制が効かなくなると感じるのはどのような時ですか？

7 IPのどのような気分（態度）によって，自らを抑制することが難しくなりますか？

8 パートナー，家族，上司または他の大切な人が話すこと，あるいは話し方に対してあなたがイライラするのはどのような時ですか？

9 パートナー，家族，上司または他の大切な人がとる行動に対してあなたがイライラするのはどのような時ですか？

10 （例えば頭痛，吐き気，女性なら生理中など）体調がすぐれず，くじけそうになることはありますか？

出典：Meyers, R.J., & Wolfe, B.L (2012) Een verslaving in huis: Zelfhulpboek voor naast- betrokkenen Nederlandse bewerking door P.J.G. Greeven, & H.G. Roozen Houten: Bohn Stafleu van Loghum (p.137).

[添付資料] リラプスマネジメントプラン

名前：＿＿＿＿＿＿＿＿＿＿＿＿　　　　　　　　日付：＿＿年＿＿月＿＿日

リスク状況

-
-
-
-
-

初期のサイン・引き金

〈CSO の観察〉

-
-
-
-
-

〈IP の観点〉

-
-
-
-

アクションプラン

これらのサインが ＿＿＿＿ 週間に ＿＿＿＿ 個以上発生した場合は次のようにします。

-
-

出典：Hofman, A., Honig, A., & de Witt, A. (1996) Gebruik van een 'noodplan' bij de behandeling van patiënten met een recidiverende uni- of bipolaire stemmingsstoornis. Tijdschrift voor Psychiatrie, 38 (8), 609-615.

モジュール **08** リラプスマネジメント（オプション）

［添付資料］リラプスマネジメントプラン（記入例）

名前：＿＿＿＿＿＿＿＿＿＿＿＿＿＿　　　　　　　日付：＿＿＿年＿＿＿月＿＿＿日

リスク状況

- 週末
- 夜
- 祝日
- 退屈な時
- 1人でいる時

初期のサイン・引き金

〈CSOの観点〉

- 帰宅時に靴が散乱している
- 会話が短い
- 部屋にひきこもる
- 非常に自己中心的になる
- 日中ソファで長時間過ごす
- 足をもじもじさせている
- 家事に取りかからない

〈IPの観点〉

- 憂鬱な気分でいる
- 怒っている
- 寝すぎている
- 雑用を避ける

アクションプラン

これらのサインが1週間に3個以上発生した場合は次のようにします。

- CSOはIPと話し合いの場を持ち，屋外で3日間実施できることを活動計画[24]の中から一緒に選ぶ。
- CSOはIPの担当セラピストに連絡し，IPの面接を予約する。

---

[24] この計画は事前にIPの担当セラピストと相談して作成されたものです。

日本の依存症臨床に根付かせること
（監修者あとがき）

　私が「CRAFT」を知ったのは，自身が『CRAFT 依存症者家族のための対応ハンドブック』（Mayers, R.J., Wolfe, B.L. 著，松本俊彦・吉田精次監訳，渋谷繭子訳，金剛出版，2013）の監訳作業がきっかけであった。

　その時点ですでに私は，十数年の依存症臨床経験を積んでおり，依存症臨床における家族支援の重要性は認識しているつもりではいたが，その理解は皮相的といわざるを得なかった。というのも，支援と称して家族に伝えていたことといえば，「依存症者本人の尻拭いをやめて，とにかく突き放せ」の一点張りだったからだ。

　もちろん，それがまちがっているといいたいのではない。ただ，正しくとも実行するのはたやすくないのだ。そんな簡単に本人を突き放すことができれば，そもそも家族が相談の場には登場していない。それができないから，家族は今自分の目の前で苦悩しているわけである。結局，突き放すことのできない家族は，「無茶な提案」をする私の相談から離脱した。一方，比較的たやすく突き放しを成し遂げた家族は，私の提案を聞いて，まさに「渡りに船」といわんばかりに本人から手を放し，あまつさえ，私との継続的な相談関係も解消してしまった。おそらくすでに本人にほとほと愛想を尽かし，最後の一押しを待っていただけだったのだろう。どちらも家族支援としては失敗といわざるを得なかった。

　ところが，CRAFTは違った。「突き放し」を決断する前に家族がなしえる具体的な方策を提案することで，家族との相談関係が維持された。そこには，家族を単なる被害者，あるいは「共依存」の共犯者と見なす否定的，悲観的なスタンスではなく，本人を間接的に操作できる社会資源と見なす肯定的，楽観的なスタンスがあった。もちろん，そのやり方がつねに奏功するわけではないが，CRAFTの方策をあれこれ試すプロセスは，最終的に，家族が罪悪感に苛まれることなく，「突き放し」を確実に実行する意志の強さを与えてくれる。これこそがわが国の依存症臨床に導入すべき観点だ，と私はまさに膝を打つ思いで監訳作業に没頭したのを，今

でも鮮明に覚えている。

　前出の拙監訳書は読みやすく，具体的でとても優れた本であったと思うが，その一方で，少しばかり反省している点がないわけではない。それは，わが国へ導入されたCRAFTが，わかりやすさを優先するあまり，いささか通俗的なものとなってしまったことだった。本来，CRAFTは，CRAを基礎としたオペラント条件付けにもとづく行動療法であるはずなのに，わが国では，CRAよりも先にCRAFTが輸入されてしまったからだ。そう，わが国でのCRAFTは，理論的支柱を欠いたまま，「聞き心地のよい」部分的なフレーズだけを寄せ集めた「ミノムシ」のような形状として広まり，その結果，十分な効果を発揮しきれていない気がする。

　このような事態を憂慮したのが，本書筆頭著者のヘンドリック・ローゼン先生だった。彼はCRAFT開発者メイヤーズ先生（本書第二著者）の一番弟子として，私たち日本での紹介者に積極的にコンタクトをとり，わが国にその理論的支柱を定着させようと働きかけてくださった。そして，これにすばやく呼応し，わが国でのCRA/FTの定着に尽力し，精力的にワークショップを開催してきたのが，本書監訳者である佐藤氏と山本氏だったのである。

　二人の粘り強い活動は称賛に値するものだが，同時にローゼン先生の献身ぶりも驚嘆すべきものであった。彼は，大学での多忙な教育・研究・臨床の合間を縫ってたびたび来日し，二人が主幹するワークショップに何度となく登壇しては，わが国の臨床家たちが放つ矢継ぎ早の質問にいつも笑顔で答えてくださっていた。私自身，ワークショップでそうした彼の姿を目の当たりにし，日本に正しくCRA/FTを根づかせるためにはいかなる労も惜しまない，という熱意に圧倒された。

　こうした私の感想は，本書を一読すればご理解いただけることだろう。いうまでもなく，本書はCRAFTの正統派実践書だ。そして，わが国に紹介できることを，私は心からうれしく思っている。

　本書を通じて，わが国に一人でも多くの正統派CRAFT実践者が誕生することを祈念している。

松本俊彦

CRAFTの正しい形
（監修者あとがき）

　筆者がCRAFTを知ったのは，偶然の出会いであった。この経緯は，CRAFT関連として本邦で初めて出版された書籍『CRAFT 依存症患者への治療動機づけ――家族と治療者のためのプログラムとマニュアル』（Smith, J.E. & Meyers, R.J.著，境泉洋・原井宏明・杉山雅彦監訳，金剛出版，2012）のあとがきに記載されている。筆者の研究テーマは，ひきこもり状態にある人とその家族への支援である。依存症の知識が皆無の状態でCRAFTの訳本を出すという暴挙であったかもしれない。このような経緯から，本邦ではひきこもり支援の領域における応用，さらにはひきこもりと関連の強い発達障害への応用がガラパゴス的に行われている。

　筆者は，CRAFTの開発者であるメイヤーズ氏を二度日本にお呼びして，CRAFTのワークショップを行ってもらったことがある。メイヤーズ氏と接する中で，CRAFTに対する熱い思いを感じ，日本でも是非，広く普及させたいという思いが強くなった。その一方で，門外漢が導入に関わった経緯が，CRAFTの正しい形での普及を歪めてしまったのではないかという懸念が常にあり，やはり依存症領域の先生方が中心になって正しい形での普及を進める必要性を感じていた。

　CRAFTが開発されてから30年近くが経過し，開発者であるメイヤーズ氏の後を継いだのが本書の筆頭著者であるローゼン氏である。ローゼン氏と監訳者の佐藤氏，山本氏の貢献によって，正しい形での普及が着実に進んできた。CRAFTが正しい形で日本に普及していくための一里塚として本書が位置づけられていくことになるだろう。

　一方で，ひきこもり支援におけるCRAFTは，元々の形とは随分と異なるものになっている。そもそもの対象が違うため，当然のことといえる。この違いは，依存症が対象への接近が中核にあるのに対して，ひきこもりが対象への回避が中核にあるという根本的な違いから生じている。こうした点については，これから整理が必要になってくるだろう。

　日本独自の導入によってさまざまな特殊事情が生じてはいるが，本書が正しい形でのCRAFTの普及におけるバイブルになることは間違いない。CRAFTを学びたいという方にとっては必携の書である。是非とも多くの方に手に取っていただきたい。

境 泉洋

参考文献

Hussaarts, P., Roozen, H.G., Meyers, R.J., Wetering, B.J. van de, & McCrady, B.S. (2012). Problems areas reported by substance abusing individuals and their concerned significant others. American Journal on Addictions, 21, 38-46.

Kirby, K.C., Marlowe, D.B., Festinger, D.S., Garvey, K.A., & LaMonaca, V. (1999). Community reinforcement training for family and significant others of drug abusers: A unilateral intervention to increase treatment entry of drug users. Drug and Alcohol Dependence, 56, 85-96.

Manuel, J.K., Austin, J.L., Miller, W.R., McCrady, B.S., Tonigan, J.S., Meyers R.J., Smith, J.E., & Bogenschulz, M.P. (2012). Community reinforcement and family training: a pilot comparison of group and self-directed delivery. Journal of Substance Abuse Treatment, 43, 129-136.

Meyers, R. J., Roozen, H.G., & Smith, J. E. (2011). The Community Reinforcement Approach: An Update of the Evidence. Alcohol Research & Health, 33, 380-388.

Meyers, R.J. & Wolfe B.L (2012) Een verslaving in huis: Zelfhulpboek voor naastbetrokkenen. Nederlandse bewerking door P. Greeven, & H. Roozen. Utrecht: Bohn Stafleu van Loghum.

Miller, W.R., Meyers, R.J., & Tonigan, J.S. (1999). Engaging the unmotivated in treatment for alcohol problems: A comparison of three strategies for intervention through family members. Journal of Consulting and Clinical Psychology, 67, 688-697.

Nationale Drug Monitor Jaarbericht 2013/2014. Uitgave Trimbos-Instituut/WODC, 2014.

Roozen, H.G., Waart, R. de, & Kroft, P. van der (2010). Community Reinforcement and Family Training: an effective option to engage treatment-resistant substance abusing individuals in treatment. Addiction, 105, 1729-1738.

Roozen, H.G., Meyers, R.J., & Smith J.E (2012). Community Reinforcement Approach: Klinische procedures voor de behandeling van alcohol- en drugverslaving. Utrecht: Bohn Stafleu van Loghum.

Skinner, B.F. (1974). About behaviorism. New York: Knopf.

Smith, J.E., & Meyers, R.J. (2004). Motivating substance abusers to enter treatment: Working with family members. New York: Guilford Press.

Smith, J. E., & Meyers, R. J. (2010). Community Reinforcement and Family Training (CRAFT) Therapist Coding Manual. Bloomington, IL: Lighthouse Institute.

Wisselink, D.J., Kuijpers, W.G.T., & Mol, A. (2014). Landelijk Alcohol en Drugs Informatie Systeem (LADIS): Kerncijfers verslavingszorg 2013. Houten: Stichting Informatievoorziening Zorg.

著者略歴

ヘンドリック・G・ローゼン │ *Hendrik G. Roozen, Ph.D.*

米国ニューメキシコ大学アルコール依存症，薬物乱用，依存症センター（CASAA）の特任教授。オランダ心理学会Addiction領域理事。

臨床心理学者であり，NIP（オランダ心理学者協会）の依存症心理学分野の理事を勤めている。ナルトレキソン療法と組み合わせたコミュニティ強化アプローチ（CRA）の研究に基づいて2005年にアムステルダム自由大学で博士号を取得。2012年から4年間，オランダのティルブルフ大学TRANZO（ケア福祉科学センター）で特任教授として働き，依存症部門の学術的業務にも議長として多く携わってきた。現在は米国ニューメキシコ大学のCASAAに所属。RMC（Roozen & Meyers Consultancy）のトレーナーおよびコンサルタントでもあり，コミュニティ強化アプローチ（CRA），思春期コミュニティ強化アプローチ（ACRA），コミュニティ強化と家族トレーニング（CRAFT）に関するトレーニングコースを運営，医療専門家がそれらを臨床に導入するためのサポートとスーパーヴィジョンの提供を行っており，オランダ，ベルギー，リトアニア，アイルランド，日本など世界各国で多くのメンタルヘルス・司法・依存症治療施設にコンサルテーションを実施している。A/CRA/FTに関する多くの著作を持ち，数多くの国際的な科学論文を残してきた。2021年5月にはUNODC（国連薬物犯罪事務所）のTreatnet Familyトレーニングのエキスパートトレーナー兼コンサルタントとして東南ヨーロッパ6カ国向けのトレーニングも実施している。

ロバート・J・メイヤーズ │ *Robert J. Meyers, Ph.D.*

ロバート・J・メイヤーズ＆アソシエイトの所長。ニューメキシコ大学アルコール依存症，薬物乱用および依存症センター（CASAA）の心理学名誉研究准教授でCRAFTの開発者。

ジェーン・エレン・スミス │ *Jane Ellen Smith, Ph.D.*

ニューメキシコ大学心理学部教授。薬物使用と摂食障害を専門とする臨床心理士。ACRA（思春期コミュニティ強化アプローチ），CRA（コミュニティ強化アプローチ），CRAFT（コミュニティ強化と家族トレーニング）の研究と臨床に長年従事。

監修者略歴

松本 俊彦｜まつもと としひこ

国立研究開発法人 国立精神・神経医療研究センター 精神保健研究所薬物依存研究部 部長。1993年佐賀医科大学卒業。日本学術会議アディクション分科会特任連携委員，A/CRA/FT ASIA普及アドバイザーなど。
主著として『物質使用障害の治療──多様なニーズに応える治療・回復支援』（編著，金剛出版，2020）などがある。

境 泉洋｜さかい もとひろ

宮崎大学教育学部教授。1999年宮崎大学教育学部卒。2005年早稲田大学博士（人間科学）。公認心理師，臨床心理士。KHJ全国ひきこもり家族会連合会副理事長，A/CRA/FT ASIA普及アドバイザーなど。
主著として『CRAFT ひきこもりの家族支援ワークブック［改訂第二版］』（金剛出版，2021）などがある。

監訳者略歴

佐藤 彩有里｜さとう さゆり

バルーン・コンサルティング代表。2003年早稲田大学商学部卒。2006年横浜国立大学修士（国際関係法）。キャリアコンサルタント。A/CRA/FT ASIA事務局など。

山本 彩｜やまもと あや

札幌学院大学心理学部教授。1996年北海道大学文学部卒。2015年北海道大学博士（教育学）。公認心理師，臨床心理士，精神保健福祉士。A/CRA/FT ASIA事務局など。

訳者略歴

白石 英才｜しらいし ひでとし

札幌学院大学経済経営学部教授。1996年国際基督教大学教養学部卒。2006年フローニンゲン大学（オランダ）博士（言語学）。

CRAFT 物質依存がある人の
家族への臨床モジュール

2021年9月10日　印刷
2021年9月20日　発行

著者―――H・G・ローゼン　R・J・メイヤーズ　J・E・スミス
監修者――松本俊彦　境 泉洋
監訳者――佐藤彩有里　山本 彩
訳者―――白石英才

発行者――立石正信
発行所――株式会社 金剛出版
　　　　　〒112-0005 東京都文京区水道1-5-16　電話 03-3815-6661
　　　　　振替 00120-6-34848

装丁◉岩瀬 聡　　印刷・製本◉音羽印刷
ISBN978-4-7724-1840-9 C3011　©2021 Printed in Japan

CRA 薬物・アルコール依存への コミュニティ強化アプローチ

松本俊彦［監修］ 境 泉洋［監訳］

風間芳之・風間三咲［訳］

H・G・ローゼン R・J・メイヤーズ J・E・スミス［著］

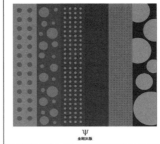

CRA
薬物・アルコール依存への
コミュニティ強化
アプローチ
COMMUNITY REINFORCEMENT APPROACH

H・G・ローゼン，R・J・メイヤーズ，J・E・スミス［著］
松本俊彦［監修］境泉洋［監訳］風間芳之・風間三咲［訳］

金剛出版

B5判 並製 160頁 定価3,300円

COMMUNITY REINFORCEMENT
APPROACH

「コミュニティ強化アプローチ」

価格は10％税込です。

CRAFT 依存症者家族のための対応ハンドブック

=著 ロバート・メイヤーズ ブレンダ・ウォルフ

松本俊彦 吉田精次=監訳 渋谷繭子=訳

CRAFT
依存症者家族のための
対応ハンドブック

ロバート・メイヤーズ
ブレンダ・ウォルフ
=著

松本俊彦
吉田精次
=監訳

渋谷繭子
=訳

Get Your Loved
One Sober
by Robert J. Meyers,
Brenda L. Wolfe

A5判 並製 216頁 定価2,860円

Get Your Loved One Sober

●●●●●目次

この本は本当にあなたの役に立つの?
ボブ・メイヤーズの言葉

依存症治療の決定版!

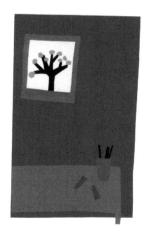

価格は 10％税込です。

CRAFT
ひきこもりの家族支援ワークブック
［改訂第二版］共に生きるために家族ができること

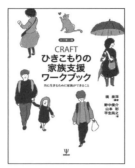

［編著］＝境 泉洋
［著］＝野中俊介　山本 彩　平生尚之
●A5判　●並製　●288頁　●定価3,300円

**ひきこもりからの回復を目指す
新たな家族支援「CRAFT」とは？**
ひきこもりの若者が回復するために，家族がで
きる効果的な方法とは？ 認知行動療法の技法を
応用した，ひきこもりの若者支援のための治療
プログラムとワークブック。

CRAFT
薬物・アルコール依存症からの脱出
あなたの家族を治療につなげるために

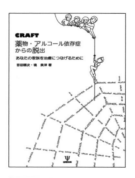

［著］＝吉田精次　境 泉洋
●A5判　●並製　●136頁　●定価2,640円

**依存症のメカニズムを解き明かし，家族関係を
変容，緩和させていく画期的プログラム**
薬物・アルコール依存症のメカニズムを解き明
かし，硬直化した家族関係を変容，緩和させて
いくための最強の治療プログラム。

アルコール依存のための治療ガイド
生き方を変える「コミュニティ強化アプローチ」［CRA］

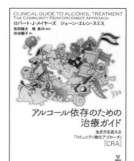

［著］＝ロバート・J・メイヤーズ
　　　　ジェーン・エレン・スミス
［監訳］＝吉田精次　境 泉洋
［訳］＝渋谷繭子
●A5判　●並製　●240頁　●定価3,520円

「シラフ」の人生へと導く画期的なセラピー
アルコールを捨て，人生を創り直す意欲を引き
出す「コミュニティ強化アプローチ」。その画期
的な理論と手法をまとめた本邦初の手引書！

価格は10％税込です。